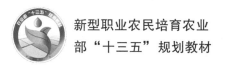新型职业农民培育农业部"十三五"规划教材

河南省农业广播电视学校
河南省农民科技教育培训中心 组编

怀药无公害生产技术

吕际成　吕春锋　主编

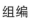
中原农民出版社
·郑州·

图书在版编目（CIP）数据

怀药无公害生产技术／吕际成，吕春锋主编．—郑州：
中原农民出版社，2016.6（2018.9 重印）
ISBN 978 - 7 - 5542 - 1458 - 9

Ⅰ.①怀…　Ⅱ.①吕…　②吕…　Ⅲ.①植物药-无污染技术
Ⅳ.①R282.71

中国版本图书馆 CIP 数据核字（2016）第 127170 号

出版：中原农民出版社
地址：河南省郑州市经五路 66 号　　　　　**邮编**：450002
网址：http：//www.zynm.com　　　　　　　**电话**：0371 - 65751257
发行单位：全国新华书店
承印单位：河南安泰彩印有限公司

开本：787mm×1092mm　　　1/16
印张：7.25
字数：143 千字
版次：2016 年 6 月第 1 版　　　　　　**印次**：2018 年 9 月第 2 次印刷

书号：ISBN 978 - 7 - 5542 - 1458 - 9　　　**定价**：20.00 元

本书如有印装质量问题，由承印厂负责调换

本书作者

主　编　吕际成　吕春锋

副主编　刘晓虹　刘金霞　张　玥

参　编　(按姓氏笔画排序)

王　雨　崔政全　杨慧娟

李晓飞　张晓亚　石兆良

编写说明 ▪▪▪▪▪
▪▪▪▪▪
▪▪▪▪▪

　　四大怀药是古怀庆（今焦作所辖县、市）所产。由于这一区域的土质、气候、水系等特殊性，种植怀药已有两千多年的历史，被历代医界公认为"道地药材"，享誉海内外并已成为当地出口创汇和增加农民收入的重要途径。随着改革开放的深入和新技术的推广应用、新产品加工、电商营销等发展，怀药种植、加工及销售必将得到更大发展。为配合新型职业农民培育专业课学习，满足广大怀药种植者的迫切要求，使"四大怀药"实现无公害种植，满足市场不断增长的需要。我们结合多年来的教学、科研和对种植户生产情况调查及试验情况，组织编写了《怀药无公害生产技术》一书。

　　本书详尽介绍了四大怀药的生物学特性、优良品种、先进的无公害栽培技术、产品采收储藏、炮制加工、药用食疗等基本知识，对怀药生产者和使用者都会有很大的帮助。尤其是按照《中药材生产质量管理规范》（GAP）要求，实施"四大怀药"无公害生产技术，使其生产的规范化和标准化有了技术依据，也增加了该书的使用价值。

　　本书内容丰富、取材新颖、技术实用、图文并茂，对促进怀药无公害规范化生产、品牌化创新具有一定指导意义，是培训怀药种植人员必不可少的实用教材。

　　由于编写人员技术水平有限、时间仓促，书中不妥之处，敬请广大读者批评指正。

编者
2018.5

目 录 ▪▪▪▪▪
▪▪▪▪▪
▪▪▪▪▪

模 块 一
四大怀药概述

【学习目标】

1. 了解四大怀药在道地产区——焦作的种植历史和发展前景。
2. 了解四大怀药的药用价值、食用价值。

一、四大怀药的历史和发展前景

四大怀药就是古怀庆地区所生产的山药、地黄、牛膝、菊花四种中草药，即焦作市所辖的沁阳、温县、孟州、武陟、博爱、修武六县（市）所产。在经过宋朝以前的600多年探索实践的基础上，到宋明时期医药界才一致公认山药、地黄、牛膝、菊花四种中草药以河南西北部的怀庆府（今焦作辖区）所产最为地道。

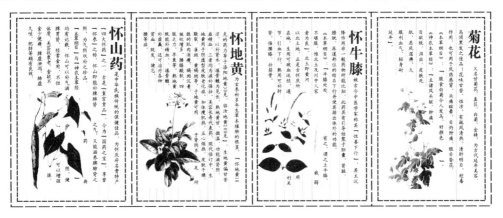

四大怀药

这片土地既采撷了黄河上游各个地区不同地质条件的丰富营养，又吸纳了太行山岩溶地貌渗透下来的大量微量元素，加上太行山的庇护，集山之阳与水之阳于一体，土地疏松肥沃，排水快捷，雨量充沛，水质奇特，光照充足，气候温和。"春不过旱、夏不过热、秋不过涝、冬不过冷"的气候环境，使得在这里生长的山药、地黄、菊花、牛膝形成了独特的质地和药效，因而这四种药材，被历史上称为"四大怀药"，距今已有3 000多年的栽培历史，并被医药界公认为是"道地药材"。

目前，国家已将四大怀药作为"国药四宝"列入开发计划。1999年，国家科技部、河南科委、焦作市政府已经做出全面规划，层层建立专门机构，划拨专项经费、采用现代化科技手段进行开发，并在武陟、沁阳、温县建立道地怀药规范化种植基地。国家质量监督检验检疫总局已于2003年8月7日发出公告，认定怀山药、怀菊花、怀地黄、怀牛膝的原产地为河南武陟县、温县、博爱县、沁阳市、孟州市、修武县县辖行政区域。并"实施原产地域产品保护"，开始用现代科学技术指导种植、加工，逐步实现怀药种植基地的规模化、集约化、规范化。统一质量标准，统一包装，统一品牌。在栽培技术上进行种苗培育、繁殖、复壮更新研究。目前，怀药种植面积已扩大到1.3余万公顷。除用于医药外，还开发生产有山药面、山药汁、山药糕点、菊珍饮料、地黄果脯等深加工产品数十种。随着科技的发展，将给四大怀药的开发利用、出口创汇带来更广阔前景。

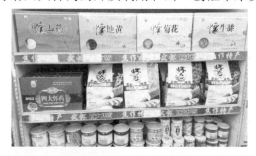
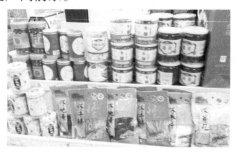
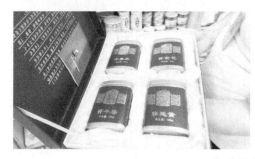
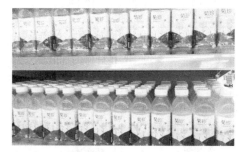

四大怀药加工产品

二、四大怀药的药用、食用价值

（一）怀山药药用和食用价值

山药是薯蓣属，野生的山药主要生长在山上或林地，其地下块茎和地上的山药豆是药食兼用部分，食用历史已很长，几乎和韭菜、蒜等不相上下。怀山药特指今焦作地区产的山药，是一味珍贵的常用中草药，被历代医家所推崇，称赞为"长寿因子"，是食药兼用的良药佳肴。作为中药，它不仅常与其他药物配制成多种汤剂，而且可以制成多种药丸，如六味地黄丸、金匮肾气丸、杞菊地黄丸、薯蓣丸等，供人们食用。作为蔬菜（食物），它细腻滑爽，别具风味。怀药之中，又以温县的铁棍山药为最佳。

山药味甘、性平、不热不燥，是补益脾、肺、肾三精之药，既能益脾胃之气，又能滋脾胃之阴，是补益脾胃之佳品。有益脑、益精养颜、抗衰老、抗肿瘤、抗疲劳、抗有害物质刺激、调节代谢、增强免疫机能、促进生长、调节内分泌、调节心肾功能、兴奋制血系统、调节神经系统的功能。主治脾虚泄泻、消渴、遗精、带下、小便频数。主要是补中益气、健脾养胃、滋肾护肝，还能提高免疫力，向来被医家推崇。

怀山药的食用价值也很高，现在更成了一种养生食材。除了山药泥、山药汁、山药段、金钱山药酥，还开发了山药炖土鸡、山药牛仔粒等品种，深加工产品近百种。但最简单健康的食用方式是蒸山药段，5 分钟出笼，带皮可食；还可煲汤、炒、蒸煮等，特别适合老年体弱者，滋补效果很好，常吃可延年益寿。

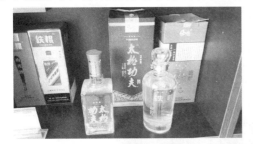
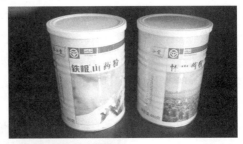
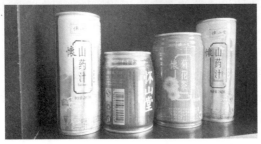

怀山药加工产品

（二）怀地黄药用和食用价值

怀地黄是常用的大宗珍贵药材，在中草药中占有极其重要的地位，为历代医药学家所推崇。《中药大词典》特称怀庆地黄，并介绍了其特点。李时珍在《本草纲目》中第一次指出"怀庆地黄"一词，"今人以怀庆地黄为上"。怀地黄全草入药，在中药学中主要是用它的根茎。经过不同方法炮制的地黄，其药性、功能、主治等有一定的差异。因炮制的方法不同，分鲜地黄、干生地黄和熟地黄三种。

鲜地黄清热，凉血，生津。主治温病伤阴、大热烦渴、咽喉肿痛、虚劳骨蒸、舌绛、神昏吐血、咳血、尿血、血崩、消渴、便秘、斑疹等。

干地黄滋阴养血，清热凉血，生津润燥。主治阴虚发热、咽喉肿痛、血热吐血、尿血、血崩、月经不调、胎动不安、阴伤便秘等。

熟地黄滋阴养肾，补血调经。主治阴虚血少，头晕耳鸣、腰膝痿弱、劳咳骨蒸、肾虚遗精、体弱盗汗、崩漏下血、月经不调、消渴、溲数。此外，地黄叶、地黄花和地黄实也都可入药，可治疗肾虚腰疼、消渴、手足癣、恶疮等。

2001年1月，中国中医药出版社出版的《地黄》（丁自勉著）一书中说："日本学者先后报道了地黄中所含的梓醇具有利尿和缓泻作用，并发现梓醇对四氯嘧啶所致实验性糖尿病有降血糖作用。"刘根成等人对不同产地地黄中梓醇含量做了测定，结果表明：①鲜地黄中梓醇含量以河南武陟（怀地黄主要产区）产者为最高。②干地黄中梓醇含量亦河南武陟含量最高（0.811%），其他依次为沈阳（0.726%）、侯马（0.043%）、成武（0.036%）、广东（0.019%）等。可见怀地黄质优的传统认识是有道理的。该书还说："传统认为河南新乡地区（引者注：已撤销，四大怀药产区全划归焦作市）地黄产量大、质量优，称为怀地黄。"现全国地黄产地较多，为比较全国各地地黄质量，测定了河南、山东成武、浙江仙居、陕西大荔、北京产地黄中梓醇、水醇浸出物、灰分、酸不溶性灰分、还原糖及无机元素的含量。结果为：怀地黄的梓醇含量明显高于其他产地样品，为2.454%，其水浸出物和总还原糖含量最高，为89.8%和80.28%，而总灰分和酸不溶性灰分较低，分别为3.79%和1.11%。这说明怀地黄确实是一种优质地黄，传统把河南产地黄作为地黄的道地品种是科学的。这也说明道地产区的自然地理环境有助于地黄有效成分和无机盐元素的积累，因而说明药材的质量与产地有密切的关系。

总而言之，自明清以来，医药界将怀地黄定位道地药材，是有科学和实践依据的，是长期实践的结果。

怀地黄不仅药用价值很高，而且广泛用于食疗、食补。如怀地黄泡菜、怀地黄脯、怀地黄酒等加工产品已投放市场，并收到了很好的效益。

（三）怀菊花的药用、食用价值

怀菊花性微寒，味辛、甘、苦，归肺、肝经。功能主要有：疏散风热、清利头目，平抑肝阳，解毒消肿。主治外感风热或风温初起，发热头痛、目眩、目赤肿痛、疔疮肿毒等。

菊花味苦而凉，尤以疏散风热见长。《本草纲目》："菊花昔人谓其能除风热，益肝补阴。"《本草纲目拾遗》："通肺气，止咳逆，清三焦郁火，疗肌热，人气分。"菊花平降肝阳之功效，历代医家尤为推崇。如《神龙本草经》："主诸风头眩。"陶弘景："白菊，主风眩。"《药性论》："能治热头风旋倒地，脑骨疼痛，身上诸风令消散。"《本草经疏》："菊花专治风木，故为去风之要药。菊花又是治眼疾之要药。"《本草纲目拾遗》："黄茶菊，明目眩风。"治疗眼疾临床尤为常用。中医临床也有用治耳鼻不利者，菊花对疮疡散邪毒解毒，既可外用，又可内服。多种皮肤病都因风热侵袭肌表，而菊花可外疏风热，因此多用菊花来治皮肤病。据现代科技手段研究，怀菊花具有以下作用：

（1）对心血管系统的作用 通过动物实验证明，怀菊花制剂具有明显的增加心脏冠状动脉流量的作用，还有加强心肌收缩和增加耗氧量的作用。

（2）对胆固醇代谢的影响 怀菊花提取物能保持血清总胆固醇基本不变，在高脂膳食情况下具有抑制血胆固醇和甘油三酯升高的作用，有益于预防和治疗高血脂疾病。

（3）抗菌消炎作用 怀菊花对大肠杆菌、痢疾杆菌、伤寒杆菌、副伤寒杆菌、变形菌、绿脓杆菌、霍乱弧菌7种格兰阴性肠内致病菌完全有抑制作用，并对金黄色葡萄球菌及β-溶血性链球菌有抗菌作用。对同心性毛癣菌、铁锈色小芽孢癣菌等皮肤真菌均有不同程度的抑制作用。怀菊花的挥发油对金黄色葡萄球菌、白葡萄球菌、肺炎菌均有一定的抑制作用。尤其对金黄色葡萄球菌的抑菌作用效果明显。

（4）抗病毒作用 山东中医药研究所对菊花八大主流商品进行了抗甲型流感病毒实验，结果表明各种菊花均有一定的抗病毒作用，而以白菊花、毫菊作用最好。国外研究发现，菊花对单纯疱疹病毒（HSV-1）脊髓灰质炎病毒和麻疹病毒具有不同程度的抑制作用。另外，菊花还具有抗艾滋病的作用。

（5）抗衰老作用 研究发现，菊花能明显延长家蚕的寿命，可使谷胱甘肽过氧化降低。菊花提取物可以提高小白鼠心、脑耐缺氧能力，延长生存时间。另研究发现菊花提取物对生物膜的超氧阴离子自由基损伤有保护作用，对机体的抗衰老发挥作用。

另外，怀菊花还具有抗诱变、抗肿瘤和解热作用。怀菊花因其独特的药效，除了作为药用、药枕等之外，还广泛用作茶饮等。

另外，怀菊花还可以用作食疗，如用来蒸、炒、煲汤、凉拌等，其食用价值也很高。

（四）怀牛膝的药用、食用价值

怀牛膝，为苋科，牛膝属，是多年生草本植物。主产于河南焦作（古称怀庆府），为享有盛誉的"四大怀药"之一。是常用中药材，据《本草纲目》记载："牛膝处处有之，谓之土牛膝，不堪服食，惟北土及川中人家栽莳者良。"其味苦、酸，性平，无毒；具有祛风、散瘀血、消肿瘤、补肝肾、强筋骨的功效。

目前已经发现并应用的5 767种中草药中，怀牛膝只是其中的一种，然而它的地位却是一般的药物无法比拟的。

怀牛膝是活血化瘀的主药。从它的性味和功能主治来说，生用逐瘀血，逐瘀脉，治妇女瘀血不行、闭经、难产或胞衣不下，又治风湿痹痛、关节拘挛、扭伤闪挫、瘀血作痛。既可逐瘀，又可疗伤止痛，还可治血热妄行的吐血衄血，阴虚火旺的喉痹、齿痛、口疮及阴虚阳亢的眩晕头痛。还可以利尿通淋，治血淋尿血、尿道涩痛。酒制能补肝肾，强筋骨，又能用治肝肾不足、腰膝酸软、筋骨无力。

怀牛膝又是引经之药。可引血下行，以降上炎之虚火，有导热下泄之功。朱丹溪说："能引诸药下行，筋骨痛风在下者，宜加用之。"中草药有许多药力下行不过膝，须用本品下引至症结处。这是牛膝的独特作用。

怀牛膝是治疗疑难杂症的特效良药。李时珍特别指出："牛膝乃厥阴、少阴之药。大抵得酒则能补肝肾，生用则能恶血，二者而已。"方夷吾《集要方》载："老人久苦淋疾，百药不效。用牛膝者，服之而愈……百药不效，一村医用牛膝根煎浓汁，日饮五服，名地髓汤，虽未即愈，而血色渐浓，久乃复旧。后十年病又作，服之又瘥。"《肘后方》载："治小便不利，茎中痛欲死，用牛膝并叶，以酒煮服之。"

从现代医学角度来说，以怀牛膝为主要原料的脉络宁注射液，是治疗心脑血管疾病的主要良药。怀牛膝提取液制成的沐浴液，又可促进局部血液循环，对于腰膝扭伤、关节疼痛，均有良好的治疗作用。

总之，怀牛膝虽是一味中草药，但却是常用的一种药，在活血化瘀方面，有其他药物无法替代的作用。它的有效成分的溶出量，明显高于其他产地出产的牛膝。因此，怀牛膝在中药中的地位和作用不容忽视。

怀牛膝不仅在国内一直是防治疾病的畅销常用中草药，而且很早以前就销往国外，是出口创汇的重要物质。《沁阳县医药志》也曾说：明永乐三年至宣德八年（公元1405～1433年），郑和七下南洋诸国，并和东非诸国发生贸易往来，我县所产的地黄、山药、牛膝、菊花已开始运销国外。这些文献记载所说的时间虽不尽相同，但四大怀药早在唐宋时期就成为世界许多国家视为防治疾病的珍品，竞相使用，则是确定无疑的。

怀牛膝不仅药用价值高，食用价值也很高。如怀牛膝在日常生活中用来煮肉、泡酒、煲汤等，深受广大人民的喜爱。

模　块　二
四大怀药无公害生产

【学习目标】

1. 了解影响生产的主要污染源。

2. 了解四大怀药无公害种植所要求的环境、土壤、水、气以及在生产管理过程中有关化肥、农药等的无害要求。

3. 熟练掌握怀药无公害生产污染源综合治理方案与措施。

随着社会进步，工业现代化的快速发展，给人类的生存环境带来了严重的污染，同时，人类所赖以生存的生活必需品也遭受着污染，有害物质含量超标时有发生，严重威胁着人类的健康，四大怀药的生产也不例外，如何生产无公害的合格怀药，是当前生产者必须解决的问题。

在历史上四大怀药就是我国出口创汇的重要物资。加入世贸组织后，四大怀药走向世界的机遇更多。可是近年来，欧、美的一些国家和日本、东南亚诸国，对怀药进口的检测愈来愈严。有的甚至通过立法的形式加以严格限制，出现了越来越多的被拒收、退货、索赔及终止合同等不正常现象。其中，原因固然很多，但不符合绿色产品的标准却是重要原因。绿色壁垒已成为当前四大怀药出口创汇的重要限制因素。所以，生产无公害的四大怀药产品，不仅是国内广大消费者的呼声，也是出口创汇、满足国际市场的需要。

所谓无公害四大怀药，就是指怀药产区所生产的山药、地黄、牛膝、菊花所含的农药残留量和其他有害物质如重金属、酚类化合物、氰化物、苯、致病微生物等的含量符合或低于国家有关部门规定的卫生标准，保证人们服食后无毒副作用，能够确保身体健康。要解决这个问题，必须严格选择和治理好怀药栽培环境，选育无污染的优良品种，施用有机肥，少施或不施化肥。合理浇水，尽量不施或少施农药，有选择地使用无公害农药，科学防治病虫草害。有关部门加强监督管理等，就能生产出合乎要求的怀药。

一、影响四大怀药生产的主要污染源

无公害四大怀药生产，最主要的就是消除污染源。这种污染源主要来自现代工业生产排放的废渣、废气、废液等"三废"，以及农药、化肥对土壤、水、大气等生态环境造成的污染。这些污染，有的甚至可直接造成作物的死亡。但多数情况下，四大怀药生长虽未受到明显的影响，但所收获的产品却因含有超过国家规定含量标准的有害物质，给人们的身体健康带来危害，甚至威胁到生命安全，可能会造成慢性中毒或直至死亡等。污染源主要有以下几个方面：

1. 灌溉水污染

据调查，目前由于许多地下水和地表水在不少地方均受到不同程度的污染。如果使用了污染水灌溉，生产的怀药产品就会含有有害物质。目前城市附近很多农田由于使用城市污水浇灌蔬菜、瓜果和粮食作物，使产品受到了污染，人畜食用后会对健康造成严重影响。同时污水中往往氮素含量过高，导致作物徒长，贪青晚熟，容易倒伏。长期用污水浇地会使土壤板结，影响作物根系吸收，病虫害加重，产量和品质都会降低。2012年焦作市中站区小尚村因用地下污染水浇地造成上百亩小麦、玉米减产和绝收。

2. 大气污染

大气污染是指大气中污染物浓度达到和超过了环境标准，影响自然生态系统和人们正常生活，对人们健康构成威胁的现象。目前已知大气污染物有100多种，有自然因素，如火灾等，还有人为因素，如工业废气、汽车尾气、燃煤、焚烧秸秆等。近年来因大气污染造成水果、蔬菜、农作物减产或绝收的现象时有发生，主要是一些企业违规排放有害气体，所排放的气体中含有硫化氢和二氧化硫气体以及重金属，如2010年焦作市中站区北朱村的两个葡萄园，因附近的化工厂废气影响，造成葡萄植株上部叶片干枯，严重减产。又如每年秋季因烧秸秆引起浓雾，致使道路行驶能见度极低，人畜呼吸困难，雾霾天气增多。因此，如果四大怀药生产用地周围有工厂排出有害气体，如氟气，会对四大怀药生产造成直接危害，酸雨、降尘也会对四大怀药生产地造成污染。这种污染，不仅可以导致四大怀药生产用地土壤酸化，而且降尘中所携带的汞、铅、镉等重金属元素，黏附于植株叶面，甚至直接进入植株体内、储藏于营养器官，进而造成产品含有有害物质超标，影响食用者身体健康。

3. 生活废弃物的污染

随着工业的发展，人们生活水平提高，几乎所有的商品都带塑料包装；生活废弃物如各种废旧电池、旧橡胶轮胎、旧塑料袋（外包装箱、布、管、瓶）、旧鞋类及其他各种旧塑料制品等也越来越多。这些被随意丢弃到田间或随垃圾施入大田土壤中的塑料废弃物，很不容易被降解掉，甚至长达百年才能被降解。同时自然降解所产生的化学物质和气体对土壤、大气和水会造成严重污染，或者潜在的长期污染，会直接破坏农业生态环境平衡，威胁人类健康和生存。无公害怀药种地必须整洁干净，没有这些有害杂物的存在。

4. 农药、化肥污染

农药化肥在农业生产中的推广应用，对确保农业丰收和增加产量起到了重要作用。但多年来由于过度依赖农药和化肥，在农业生产中超量使用，对农业生态环境带来严重后果。

（1）农药污染　农药的大量使用既杀死了有害病虫，同时也杀灭了天敌，使自然生态平衡遭到严重破坏，致使各种农作物病虫越治越严重，农民只好不断加大用量，形成恶性循环。土壤、大气和农产品中的有害化学物质残留不断增加和超标。同时农药化肥种子的包装塑料袋（瓶）在田间、地头、河沟随便丢弃，也污染了土壤和水源，有的还转化成有害气体，造成大气污染。四大怀药在栽培过程中，因受各种病虫害的侵害，必然要使用一定数量的农药进行防治。怀山药、怀地黄、怀牛膝的储藏器官在地下，因此常使用一些内吸性农药灌根，而这些农药的使用数量若超过土壤和植株的自净能力，就会在产品中积累起来，并通过药用或食用等途径进入人体，待积累到一定程度，就可能致病。在防治病虫害过程中，如果措施不当，还会造成农药中毒，轻者头晕恶心、呕吐，严重时造成记忆力衰退、痉挛、呼吸困难、昏迷，甚至死亡。因此防止怀药种植过程中的农药污染是十分重要的。无公害怀药生产中严禁使用有毒、有害、有残留的农药。只能选择使用少量高效、低毒、低残留农药，尽量使用无污染、无公害的生物农药。

（2）化肥污染　目前，由于农民种地已很少使用有机肥料，过度依赖化学肥料，致使土壤中有机质营养和微量元素越来越少，氮素偏多，下渗到土壤中，随雨水流入河中污染水源。同时土壤营养失去平衡，土壤环境和生态平衡遭到破坏。有的造成了土壤板结，盐渍化。农作物易贪青晚熟、倒伏，抗病虫害能力减弱，农产品品质降低，吃起来口感差，就是群众常说的有数量没质量。无公害怀药生产的地块必须以施有机肥为主，尽量少施或不施化肥。

5. 致病微生物

这些微生物来源于未经充分腐熟的人、畜粪便，食品工业、医院及生活用水等排放出来的污水。这些污水不仅常携带有大量的沙门菌、痢疾杆菌、肝炎病毒、肠道病毒等，而且还常常带有大量的蛔虫、绦虫等寄生虫卵。在怀药生长过程中，如果接触了这些病原微生物，就会附着在山药的表面，或者通过植株的组织进入其内部，在应用过程中如果处理不当（包括食用山药的烹饪等），不但影响医疗效果，而且成了病菌进入人体的中介，若这些致病微生物过多，超过了土壤的自净能力，就会积累在怀药产品中，并且通过应用进入人体，成为病原菌。特别是有些病原微生物在土壤中存活的时间很长，如沙门菌可以存活 6 ~ 10 个月，大肠埃希杆菌可以存活 4 年以上。因此，在怀药栽培过程中，对施用的粪肥、污水必须经过检验，不合格的坚决不用，只有这样，才能生产出高品质的无公害怀药。

6. 加工储运过程中的污染

在怀山药、怀牛膝、怀菊花的传统加工过程中，都要用硫黄进行熏蒸，有的还要熏蒸多次，造成商品含硫量过高，致使有些国家拒绝进口。此外，在储运过程中，如果措施不当，也可能造成污染。

二、无公害怀药产地管理

怀药材和怀药产品在国内外享有盛誉。近些年产品无论是国内需求还是出口数量都呈上升趋势。但是随之而来的一些问题也在很大程度上限制了出口的数量，其中最主要的原因就是中药材的产品质量，而影响质量的主要原因之一，就是因为药用植物生长环境被人为干扰和破坏而不断恶化，包括化学农药的不科学使用、化学肥料的过度应用等，造成了药用植物内蓄积了大量的有毒或有害于身体健康的物质，致使药材质量受到了很大的影响。

怀药生产中，有害物质的检查与控制是一项重要的内容，特别是近年来世界各国和地区不断加强对进口中药商品的规范管理措施，主要是在重金属、农药残留和黄曲霉素等有害物质限量方面，参照食品要求进行限制。目前研究表明，对中药质量影响较大的主要污染源是化学农药、重金属、化肥、工业排污以及生活垃圾等，这些污染直接或间接影响着植物生长的环境土壤、水质和大气。这就要求我们应对污染有充分的了解，并制定相关的管理检测及防治措施，以保证中药的安全性和人民的健康，从而与国际接轨，为怀药及其产品的出口创造良好的条件。

（一）土壤的污染和管理监测

土壤是药用植物的生长基础，是最重要的生长环境条件。土壤的好坏，是植物生长好坏的根本条件。根据中药材规范化生产与管理的要求，中药材种植基地的土壤应符合土壤质量二级标准。无论是农药、重金属、还是化肥、工业排污、生活垃圾等各种环境因子最直接的影响就是土壤，无公害药用植物生长，应重点对土壤进行检测和管理。

1. 土壤的污染

（1）农药对土壤的污染　农药对土壤的污染是指农药通过多种不同渠道最后残留在土壤中，污染的程度也是由农药残留的多少来决定的。农药的来源有直接向土壤撒施，也有来源于向田间植物喷洒农药后又落到土壤表面。据统计，田间喷洒的农药，绝大部分落到地表，最后融入土壤中，而直接落在植物表面上的比例较少，还有一些也可以随着雨水冲刷流到土壤或河流中。即使是落在植物体的表面也不能全部分解或挥发掉，经过一段时间的保留后，必将又随着植物的死亡枯萎最后又回落到土壤中。

不同农药在土壤中的稳定性能是不同的，有的在短时间内很容易分解，有的即使很长时间也仍然保存在土壤中。

同一种农药对不同土壤的污染程度也是不同的。通常认为沙质土对农药的吸附作用较弱，沙质土中易被植物吸收的农药比例较大，在这种环境中生长的药用植物也就容易从土壤中吸收残留农药，并在植物体内富集，严重影响到中药材的质量。特别是土壤中有机质含量较多的情况下，土壤中的有机质可以吸附大量流失在土壤中的农药，间接增大了药用植物对土壤中农药的吸收程度。

在较湿的土壤中，特别是水较多的土壤中，因为土壤中水可以减轻土壤对农药的吸附力，从而使药用植物与农药的接触机会加大，导致植物对农药的吸收量明显增加。

（2）重金属对土壤的污染　对土壤的污染，重金属的作用是巨大的。重金属的污染主要有化学污染、重工业污染、原子工业污染，在这些产业的生产过程中，排放到大气中的有害元素造成了对环境的影响。还有煤、石油等，这些燃料中含有的重金属元素在燃烧时也随着烟尘一起排放到大气中，这些排放到大气中的污染物，可随着空气的流动而飘浮到十几千米甚至数十千米以外，造成大面积的污染。

大型热电站对环境造成的污染是最为严重的，煤燃烧后排放到大气中的有害物质对陆地生物和地球本身都会造成很大的影响。有资料显示，黑色和有色金属的冶金企业排放的大部分重金属以工业粉尘的形式落到土壤表面。

（3）化肥对土壤的污染　化肥的种类较多，多数是利用矿物质加工而成的矿质复合肥。化肥对药用植物的种植生产起到了很大的作用。但不合理使用和过量使用将会起到相反的作用，不但会使土壤板结，土壤的物理化学性质也会向不利于植物生长的方向转化。如氮肥在好气的条件下，很容易被氧化转为硝酸根，经雨水等冲刷后流向土壤深处而污染了土壤。氮肥在反硝化的作用下，又会形成氮气等释放到大气中，导致大气的污染。

利用矿物质可以提高土壤中植物所需要的营养元素的含量，在这些矿质肥中同样也含有一定量的杂质，其中有些是对土壤造成严重污染，对药用植物造成危害的金属。矿质肥中的重金属含量根据矿物质原料和加工不同而有很大的区别。含有重金属的主要矿质肥是磷肥以及利用磷酸加工成的硝酸磷、钾等复合肥。

有资料表明，磷肥也是土壤中放射性重金属的铀、钍、镭的污染源。通过对不同产地的磷矿石分析，虽然不同产地的放射性物质的含量有所不同，但多数含磷肥料长期使用都会使土壤集聚不同量的天然放射性重金属。轮换使用化肥和使用农家肥是解决这一问题的有效措施。

（4）废弃物对土壤的污染　废弃物的种类很多，而主要的来源是工业的废弃物和生活垃圾以及污泥、污水等。

工业的废弃物，通常指工业"三废"，即废水、废气、废渣。随着工业化的迅速发展，工业排出的"三废"对环境的污染越来越严重，直接污染着大气、土壤和水，对人类的生活造成了直接和间接的危害。

工厂排出的废气、废水、废渣多含有大量的二氧化硫、氮、汞、氟化物、镉、铅、砷、铜、锌等。在被污染的土壤中种植药用植物，它们在被污染的大气环境中生长，并浇灌着被污染的水，其结果将是在药用植物的体内可以富集几倍以上的重金属和有害物质，这样的中药材不但难以治疗疾病，而且还会使人服用以后在体内浓缩和积累大量的毒素，给身体的健康带来极大的危害。

生活垃圾及废弃物种类繁多，难以统计，从破碎的玻璃、用过的塑料包装、废纸、烂菜叶到家畜的粪便、污水等，比比皆是。这些生活垃圾常堆积在城市的郊区，污染着周围的土壤和大气，也污染着水源。这些垃圾有些是含有植物生长需要的营养物质，但如将未经过处理的废垃圾用作肥料，会使土壤的物理结构发生很大的而且是不适合植物生长的变化，使植物生长受到限制和影响，导致药材品质下降，产量降低。

污泥是经常被认为有利于植物生长的肥料，一些村边污泥的确含有大量的有机物质和多种营养元素，是较好的肥料，但是如不经过特殊处理，特别是受到厂矿排污影响的污泥，可以含有大量的有毒成分和重金属等有害物质。

2. 土壤污染的预防与治理

预防土壤污染最有力的措施就是控制污染源。对工厂的"三废"排放要严加控制，并进行净化处理。化学农药的控制最重要的是提高病虫害的预防意识，把病虫害尽可能地控制在发生前，减少病虫害的发生，一旦出现病虫害要及早治理，尽量减少化学农药的使用，提倡生物防治，必要时一定要合理使用化学农药，尽量减少农药对土壤的污染。对化肥使用的控制可提倡使用农家肥，减少化肥的使用，对不合格的化肥要严禁使用，对氮、磷、钾和微生物肥料等要科学地配合使用，对氮肥的使用也要限制，不可过多使用。对灌溉水等要经常定期、定点进行检测，严格执行对灌溉水的具体要求。对土壤也要定时、定点进行检测，预防重金属和有毒物质对土壤的污染。

对已经污染的土壤可采用深耕、换土、增施有机肥或绿肥等方法进行治理。但是治理难度很大，特别是大面积的土壤，需要大量的人力、财力和时间。所以，预防才是最根本的措施。

（二）水的污染

植物生长环境的多个环境因子彼此有着不能分割的联系，农药对植物的生长环境的影响也不是单一的。农药对水的影响同时也不同程度地联系到土壤和大气，但是还是有主次之分。水中农药的来源主要是在向植物喷洒农药的同时，会有不同程度的农药撒落在土地上，而又随着降水将土壤中的农药冲刷后流向地下水和河流、湖、海。另外，对某些地下害虫常采取在土壤中直接撒施农药的方法，或在水中直接撒施农药进行灌溉，最后，农药随着地下水流向河流和湖、海。在水中的农药可以随着水的流向而广泛撒播，会加大农药对水和土壤的污染。

1. 水污染类型

土壤中的水里，存在的氮素物质可分为无机态氮类和有机态氮两类，各种氮类物质会对植物的种类和数量起着不同的作用，但是无论哪一种，只要是含量大，都会对植物造成危害，使植物生长受到不同程度限制。通常出现的植物贪青倒伏、果实发育不好、长势弱、病虫害多发等。

污水中有毒物质的种类较多，其中常见的危害较大的有酚、氯等。不同的有毒物质对药用植物有着不同的危害，如水中的含量过高会使植物的生长发育受阻，使植物的品质变坏，产品口味不佳。一些有机物质在土壤中经分解后会使土壤的环境发生很大的改变，使植物的生长受阻或引起病害等。一些工业排泄的废物，特别是开矿、冶炼等的排污，经常含有大量的重金属，如铜、锌、镉、砷等，不但影响着药用植物的生长发育，还使一些有毒物质蓄积在植物体内，严重影响着中药材的质量。

2. 水污染的预防与治理

根据《中药材生产质量管理规范》的要求，怀药的种植基地灌溉水应符合灌溉水质标准。水污染的问题是直接影响着植物生长的大问题，解决这一问题的关键是预防，其次才是治理。预防的关键还在于提高认识，首先必须认识到不同污染物的危害，然后对不同污染源进行设障把关。如对农药的施用，要严格遵守无公害药用植物的农药使用规范，禁止使用对人畜有毒性和危害的农药，推广应用生物防治等技术。对一些排污量较大厂矿和企业要求按照环境保护法进行限制和改造，严格把好各种污染源的出口，使污染降低到最小。

采用氧化塘法也起到了较好的治理水污染的作用。这种方法简单易行，就是将污水停留在池塘或蓄水池几天到几十天，利用水中生活的生物将污水净化。有资料显示，利用这种方法可将污水中的有机磷类农药清除90%以上，对生活污水的处理效果也很好。

（三）大气的污染

1. 大气污染

随着人类活动的频率加快和工业生产的日益发展，对大气质量产生的影响也在日益加强，如汽车尾气的大量排放，工厂废气、有害气体的排放，不同类型的燃烧排出的烟尘等，使大气质量在逐渐下降。

人类对大气污染的最直接感觉是能见度降低，空气混浊，不但使人体感觉不舒服，也是影响气候多变、出现多雾、多雨的重要原因。大气污染也是使大气辐射发生不平衡改变的一个重要原因，是导致地球温室效应，使地球表面温度升高的重要因素，排放到大气中的污染物也可能使大气形成酸雨，酸雨的形成又是导致某些土壤酸化的重要原因。

不同的污染源对大气的质量影响不同，大气中的有害物质和气体也不相同，对药用植物的影响也不相同。一些大气中的有害物质，如氟化物、硫化物、氯气、粉尘等，可以通过植物表面的呼吸通道气孔进入到植物体内，或吸附在植物体内的表面。大气有害物质可导致植物黄化、白化、坏死等，也可使植物发育不良、生长缓慢等。氟、氟化氢等可以抑制植物的新陈代谢，高浓度的氟化物可导致植物组织坏死，低浓度氟化物可使植物黄化；氯化物被植物吸收后可使叶绿素分解而变成黄白色；二氯化硫进入植物体内可使叶片变白而干枯；臭氧被植物吸收也可使叶片出现黄白色，高浓度时可使叶片坏死；大气中的粉尘落在植物体的表面会直接影响光合作用，导致植物生长发育不良。

2. 大气污染的管理

根据《中药材生产质量管理规范》的要求，中药材的种植基地空气应符合大气环境质量二级标准。对大气污染的治理首先还是应预防为主，其次才是监测和治理。严格控制各个污染气体的来源，对间接排放有毒气体和污染粉尘的源头也要进行控制和改造。如一些产业化生产的工艺流程改进，高效低污染的原料的选用，改善燃烧条件，控制燃烧废气的排放，特别是一些新厂的建立，建立开始其环保设备就一定要健全。另外，植物特别是森林有吸收有毒气体、阻挡尘埃、补充氧气、吸收二氧化碳、调节湿度、控制温度、改善气候、净化空气等作用，所以，植树造林，建设天然的绿色屏障也是防治大气污染的有效措施。

（四）污染对环境生物的影响和综合治理

1. 污染物对环境生物的影响

不同污染物对土壤、大气、水的污染是危害药用植物生长的重要因素。受污染的土壤、大气、水，也直接影响着植物的生长。而农药、工厂排出的有害废气，对药用植物生长环境中的一些生物的影响是巨大的，这些生物又可以直接或间接地影响药用植物的生长。特别是化学农药在对害虫进行防治的同时，对一些有益昆虫也一起消灭。使一些害虫的天敌大量减少，害虫越治越多，形成恶性循环。从另外一个角度讲，一些害虫对农药的抗药性也会随着农药的使用次数和计量而不断加强。为了达到预防效果和目的就必须靠加大药量和喷洒的次数，这样又导致了抗药性的进一步增强而形成了不可逆转的恶性循环。如在一些棉区的棉蚜对有机磷农药的抗性甚至达到了上百倍，有的蔬菜害虫对多种农药产生了抗性。

2. 加强有益生物的保护利用

考虑到生物和环境的总体关系，治理病虫害应以预防为主，并要高效、经济、简单、安全，合理运用生物、物理、化学等方法，将病虫危害控制在最小的程度，达到提高经济效益、生态效益和社会效益的目标；只有采取综合防治措施，包括植物检疫、农药防治、物理防治、化学防治和生物防治等相结合，尽量减少使用化学农药。

合理轮作倒茬是综合防治病虫害常用的有效方法，无论对防治病虫害，还是充分利用土壤的肥力都是非常重要的，特别是对在减少土壤中休眠或越冬虫害更为重要。尤其会使对新环境和食物不适应的害虫具有明显的控制和杀伤作用，使害虫逐渐减少或死亡。对那些食物选择单一，专属性很强的害虫，作用更加明显。

生物防治是利用生物技术消灭或抑制一些害虫的方法，也包括利用昆虫性信息素和不同激素等对害虫进行防治的一种有效的方法。生物防治可直接消灭害虫，对人畜等无害，且有无残毒、无污染、效果持久等特点，对防治药用植物的病虫害有着重要的意义，特别是对中草药种植进行规范化管理，与国际接轨，生产绿色环保中药材，是必须推广的措施。

三、无公害怀药的生产要求

（一）生产条件要求

在怀药栽培过程中，温度、光照、水分、土壤是主要的环境条件，这些条件是影响植物生长发育的主要因素。由于各种药用植物在一定生活环境的长期适应中，形成了相对稳定的遗传特性，一旦环境不能满足它的生长要求，就会出现生长不良现象，甚至死亡。对栽培的药用植物，只有采用因地制宜的栽培措施，满足其生长条件，才能获得预期的效果。在栽培怀药时，要先充分了解怀药原产地的年平均温度、降水量、霜期等气候条件。

1. 温度

温度是影响植物生长的主要因素之一。不同植物有各自的生长最高温度、最低温度和最适温度。栽种怀药时了解当地土质、地力、气候条件及怀药对温度的适应情况，对于决定是否种植，引种后如何管理，能否满足怀药生长的温度要求，具有重要意义。

2. 水分

土壤水分多，通气性差，有效成分减少，植株根部缺氧，可能造成生长不良，一些根茎类怀药易传染根腐病、菌核病等。若土壤水分少，既不能满足植株正常生理所需要的水分，而导致枯萎，又可加快土壤有机质的分解，造成养料不足。根据水分对怀药的影响及怀药对水分的不同需求，对栽培地的降水量和土壤水分情况要做到心中有数，以便有针对性地种植，有效实施灌溉或排涝，确保栽培怀药的产量和质量。

3. 土壤

土壤的质地、酸碱度、有机质、温度和土层深浅对怀药生长发育的影响不容忽视。栽培怀药时可根据品种不同选择土壤。

（1）土壤质地　土壤矿物质是组成土壤最基本的物质，其主要成分有磷、钾、钙、镁、铁等元素及一些微量元素。土壤矿物质是颗粒状，其大小相差悬殊，不同的比例组合称为土壤的质地。土壤质地是影响土壤肥力和生产性能的一个主要因素。一般土壤大致可分为沙土类、壤土类、黏土类三种。

1）沙土类。土壤间隙大，通气透水，但保水性差，土温易增易降，昼夜温差大。养分含量少，保肥力差。常用于配制培养土和改良黏土的成分，也用于扦插或栽培幼苗及耐干旱的怀药。

2）黏土类。土壤间隙小，透气性差，保水保肥性强，含有机质较多，昼夜温差小，对有些怀药的生长不利。

3）壤土类。土粒大小适中，通透性好，保水保肥力强，有机质含量多，土温稳定，适应四大怀药的生长。

（2）土壤酸碱度　是指土壤溶液的酸碱度，用 pH 值表示。土壤酸碱度影响土壤的理化性质，还直接影响植物的生长发育。不同的怀药对土壤的酸碱度要求不同。土壤酸碱度的测定，常用土壤 pH 值速测法。怀药多适合在中性、微酸性的土壤中生长。

（3）土壤有机质　土壤有机质是土壤养分的主要来源，在土壤微生物的作用下，分解释放出植物所需的各种元素；同时对土壤的理化性质和生物特性有很大的影响。土壤中有机质的含量和成分在很大程度上取决于施肥的数量、肥料的性质及有机质转化的情况。

（4）土壤温度　土壤直接影响药材的生长发育，不同种类的药材及同一种药材的不同发育阶段均要求一定的土温条件。在怀药栽培中适时调节土温是必要的。尤其在幼苗期和扦插期，适当提高地温对幼苗生长和扦插成活有很大的促进作用。在调节地温时，应注意合理处理地温和气温的关系，使怀药的地上部分和地下部分生长相适应。一般根大的药材如怀山药选择土层深厚的土壤，根细小的怀药对土层的深厚要求不高。

（二）种植要求

确定栽种怀药后，还要根据怀药的特性，和其他作物的相互关系，因地制宜地采取各项栽培技术措施，才能提高产量。

1. 选地和整地

（1）选地　种怀药选地，要根据不同药材生长习性来选择。大部分怀药适宜在结构良好、疏松肥沃、排水良好、呈中性反应的壤土、垆土和沙质壤土中生长。但由于不同怀药的生物学和生态学特性及收获目的不同，而对土壤的性状和肥力的要求也各有差异。例如怀牛膝宜在沙质土上栽培。

（2）整地做畦　怀药种植时，整地包括耕翻、耙耢、镇压、平整、做畦、做垄等作业。其作用在于改变土壤肥力、消除杂草和病虫害等，以利于植物生长发育。在整地过程中结合浇灌冻水，土壤墒情好，有利于苗齐苗壮。深翻对根及地下根茎类药材生长极为重要，药农称"地翻多深，药根扎多深"，质量高，不深翻地块，很难深扎发根，质量差。

2. 种植

（1）播种方法　怀药播种有点播、条播、撒播三种方法，在播种过程中要注意播种密度、覆土深度等。如大粒种子深播，小粒种子宜浅播，黏土宜浅，沙土宜深。

（2）育苗移栽　有些怀药要经过育苗后再种植。即先在苗床育苗，然后移栽于大田。育苗移栽能提高土地利用率，管理方便，便于培育壮苗。育苗的苗床有以下两个要求：一是苗床要靠近大田，浇水方便；二是苗床的土质肥沃，表面平整，土块细小，土层疏松。育苗的苗床有旱地与水田两种。

（3）播种期　四大怀药特性各异，播种期很不一致。但通常以春、秋季两季播种为多。在生产过程中应注意确定适宜播种期。

（4）播后管理　主要是指掌握田间的干湿度，尤其是经催芽的种子，不耐干旱。浇水时要避免土壤板结。出苗以后应适当控制水分，以使幼苗和根系向下伸展。另外，有些怀药为了延长伸长期，提高产量和质量，往往提前在保护地育苗，待田间气温上升后移植到大田。目前，常用的育苗设施有改良阳畦、塑料温室与玻璃温室等。

3. 施肥

在四大怀药生产中，应根据怀药需肥规律、土壤供肥状况与肥料效应，在以有机肥为基础的条件下，提前制定氮、磷、钾和微量元素的适宜用量和比例以及相应的施肥技术。

（1）测土　对耕地有效养分含量进行化验，弄清怀药必需的养分量和缺少的养分量。

（2）配方　对土壤化验结果进行分析后，根据所种怀药需肥规律和需肥量进行科学配方。

（3）施肥　主要使用有机肥，采用合理的施肥方式（如穴施、垄施、撒施、浇施等）和最佳施肥时间。配方施肥必须在充分了解怀药营养特性及土壤肥力状况和供应性能、气候条件及栽培技术的前提下进行，合理运筹基肥、种肥、追肥的数量和方法，逐渐形成适宜当地生产条件的合理施肥体系。

4. 田间管理

搞好怀药田间管理，是保证怀药生产，获得高产优质的一项重要的技术措施。由于不同怀药的生物学特性不同，其栽培管理工作有很大差别，要根据各种怀药不同生育期阶段中对温度、水分、光照、空气、养分的要求，综合利用各种有利因素，克服自然灾害，以确保优质高产。

5. 间作套种

怀药间作运用得当，具有明显的增产、增收、增效作用。间作提高了田间植株密度，增加了面积系数，提高了光能利用率，同时利用不同作物根系分布范围及吸收特点，可以更加充分有效地利用土壤肥力因素。套作可争取时间，相对延长后作物生长期，使一年一熟达到一年两熟。此外，合理的间作可以改善局部小气候，抑制杂草和减轻病虫害，既减少了生产成本，又提高了当年效益。

6. 轮作

除牛膝外，大部分药用植物不耐连作，如果连作，易发生病虫害造成减产。此外，连作一种药用植物，易造成某种元素的缺乏，而影响其正常生长。禾谷类作物是根类和茎类药用植物良好的前作，如地黄喜谷茬、玉米茬和豆茬。同时，这类药用植物，特别是根系入土较深的根茎类，如牛膝、山药、地黄等，种植后土壤疏松，土层深厚，杂草较少，又是其他作物良好前作。在轮作时应注意到某些怀药与大田作物、蔬菜作物有共同的病虫害，如地黄与白菜、萝卜的病害，与小麦、玉米的黑穗病，苗期的地下害虫等。在严重发生的地区轮作时，这些植物宜为前作，否则易引起病虫害的大量发生，造成严重的损失。

（三）病虫害无公害综合防治

1. 病害

怀药在栽培过程中，常受到多种有害生物的侵染或不良环境条件的影响，正常新陈代谢受到干扰，从生理机能到组织结构上发生一系列的变化和破坏，以致在外部形态上呈现反常的病变现象，如枯萎、腐烂、斑点、霉粉、花叶等。

引起怀药发病的原因，包括生物因素和非生物因素。生物因素系由真菌、细菌、病毒等侵入植株所引起的病害，有传染性的称为侵染性病害或寄生性病害；有非传染性的，如旱、涝、严寒、养分失调等影响或损坏生理机能而引起的病害，称为非侵染性病害或生理性病害。

侵染性病害根据病原生物不同，可分为下列几种：

（1）真菌性病害 由真菌侵染所致的病害种类很多。真菌性病害，病菌多在病残体、种子、土壤中过冬。病菌孢子借风、雨传播。在适合的温、湿条件下孢子萌发，长出芽管侵入寄主植物内危害。可造成怀药倒伏、死苗、斑点、萎蔫等症状，在病部带有明显的霉层、黑点、粉末等征象。

（2）细菌性病害 指由细菌侵染所致的病害。病菌可通过自然孔口（气孔、皮孔、水孔等）和伤口侵入，借流水、雨水、昆虫等传播，在病残体、种子、土壤中过冬，往往在温度高、湿度大时易发病。细菌性病害症状表现为萎蔫、腐烂、穿孔等，发病后期遇潮湿天气，在病部溢出细菌黏液，是细菌病害的特征。

（3）病毒病 病毒病主要借助于带毒昆虫传染，有些病毒病可通过线虫传染。病毒在杂草、块茎、种子和昆虫等活体组织内越冬。病毒病主要症状表现为花叶、黄叶、卷叶、畸形、簇生、矮化、坏死、斑点等。如地黄的黄斑病、牛膝花叶病等都是由病毒病引起的。

（4）线虫病 植物线虫，体积微小，多数肉眼不能看见。以胞囊、卵或幼虫等在土壤或种苗中越冬，主要靠种苗、土壤、肥料等传播。由线虫寄生可引起植物营养不良而生长衰弱，矮缩，甚至死亡。根结线虫造成寄主怀药受害部位畸形膨大。胞囊线虫则造成根部须根丛生，地下部不能正常生长，地上部分生长停滞黄化，如地黄胞囊线虫病等。

2. 虫害

危害怀药的害虫种类很多。掌握害虫发生规律，对于防治害虫，保护怀药正常生长，获得优质高产，具有重要意义。

常见的害虫按食性和取食方式不同，口器也不相同，主要有咀嚼式口器和刺吸式口器。以直接咬食植物叶、果、茎、根的害虫叫咀嚼式口器害虫。以针状口器刺入植物组织吸食食料，使植物呈现萎缩、皱叶、卷叶、枯死斑、生长点脱落、虫瘿（受唾液刺激而形成）等为刺吸式害虫。此外，还有虹吸式口器（如蛾蝶类）、舔吸式口器（如蝇类）、嚼吸式口器（如蜜蜂）。了解害虫的口器，不仅可以从危害状况去识别害虫种类，也为药剂防治提供了依据。

3. 综合防治

对有害生物不应只注重于杀死，更要注重于调节，只要把危害控制在不影响怀药产量和品质就可以了。在防治上要从生态学观点出发，在管理上主要创造不利于病虫害发生的条件，减少或不用化学农药，保护天敌，提高自然的控制能力，确保怀药生产的稳定。

因此，现阶段怀药病虫害无公害治理，应全面考虑生态平衡、社会安全、防治效果和经济效益，放宽防治指标，将有害生物控制在允许范围之内。基于此，必须以搞好植物检疫为前提，养护管理为基础，积极开展农业、生物、人工、物理防治相结合，合理使用生物农药，协调各种防治方法综合治理。防治方法主要可分为以下五个方面：植物检疫、农业防治、生物防治、物理防治、化学防治。

（1）植物检疫　包括国际检疫和国内检疫两方面。在出口时，要严禁带有危险病虫的种子、种苗及农产品等输出。在国内，将局部地区发生的危险病虫种子封锁在一定范围内，并采取消灭措施。

（2）农业防治　农业防治是基本的防治措施，是贯彻"防重于治"的主要途径。要运用优良的栽培管理技术措施，促进怀药的生长发育，以达到控制和消灭病虫害的目的。

1）合理轮作。连作易使病虫害数量积累使危害加剧，通过轮作可以改变病虫的生态环境而起到预防效果。

2）深耕细耙。可促进怀药生长发育，同时也可以直接杀死病虫，如冬耕晒垡、清洁田园、清除田间杂草及病虫残株落叶，破坏病虫隐蔽及越冬的场所，将病株落叶收集烧毁，可以减少病虫害的发生。

3）调节播种期。有些病虫害和怀药某个生长发育阶段的物候期有着密切关系。如这一生长发育阶段避过病虫大量侵染危害的时期，可避免或减轻该种病虫的危害程度。

4）合理施肥。通过合理施肥促进植物的生长发育，增强其抗病虫的能力或避开病虫的危害期。一般增施磷钾肥可以增强植物的抗病性，偏施氮肥对病虫发生影响最大。

5）选育抗病虫品种。不同怀药品种对病虫害的抵抗能力往往差别很大，选育抗病虫优质、高产品种是一项经济有效的措施。

（3）生物防治　利用自然界的种间竞争和"天敌"等消灭害虫和病菌，以达到防治的目的。主要包括以下几个方面：

1）利用寄生性昆虫。寄生性昆虫，包括内寄生和外寄生两类，经过人工繁殖，将寄生性昆虫释放到田间，用以控制害虫虫口密度。

2）利用捕食性昆虫。主要有螳螂、步行虫等。这些昆虫多以捕食害虫为主，对抑制害虫虫口数量起着重要的作用。

3）微生物防治。利用真菌、细菌、病毒寄生于害虫体内，使害虫生病死亡或抑制其危害植物。

4）动物防治。利用益鸟、蛙类、鸡、鸭等消灭害虫。

5）不孕昆虫的应用。通过辐射或化学物理处理，使害虫失去生育能力，不能繁殖后代，从而达到消灭害虫的目的。

（4）物理防治　选用黑光灯或性诱剂进行诱杀；或用套袋、涂胶、刷白、填塞等对病虫进行隔离防治；精选种子，去除虫瘿、菌核等（非物理防治）；利用热力、太阳光进行消毒，以及应用放射性元素等。

（5）化学防治 即药剂防治。是防治病虫害的重要应急措施之一。一般杀虫药剂不能杀菌，杀菌剂不能杀虫，只有在个别情况下，才具有双重作用。尽量少施或不施化学农药，有选择地使用无公害农药，防治的方法有如下几种：

1）喷粉、喷雾。把药剂配成药粉或药液来喷洒。

2）拌种。把药粉直接拌在种子上。

3）浸种。把种子浸在药液中浸后下种。

4）毒饵。将毒药拌在某种害虫喜欢吃的食物中进行诱杀。

5）涂抹。将药剂涂抹在怀药上保护伤口。

6）熏烟。大多用在储存场所等地方。

7）土壤处理。将药剂喷洒在土壤中，以杀死害虫或病菌等。

化学防治只在应急必需时进行，实施靶标防治，尽可能地选用具有选择性、低毒、低残留，对环境污染小的药剂，不用广谱性的化学农药，经常变化应用药品和混用配方，以免害虫产生抗药性。施药方式也应采取涂茎、根施和注射等方法，以减少对环境的污染。

以上的防治措施要综合应用，并强调农业防治与化学防治相结合。综合防治是根据怀药的生长特性和病虫害的危害规律，结合栽培技术与田间管理进行的，以提高怀药的防虫抗病的能力为基础，以便把病虫害控制在最低危害程度，减少怀药产品农药残留等有害物质积累，减少污染，确保生产出符合药材标准要求的道地药材。

思考与练习

一、论述题

1. 怀药无公害生产过程中常见的污染源有哪些？

2. 怎样实现怀药无公害生产管理？

二、案例分析

农户想在一块地上种植怀药地黄，但乡里办企业，排废水沟离这块地仅有两米远，根据以上所学内容分析这块地是否还能种地黄？

模 块 三
怀山药无公害栽培技术

【学习目标】

1. 掌握怀山药无公害种植中选种留种、选地、肥料利用、种植方法。

2. 学会怀山药田间管理以及收获、储藏加工技术等。

怀山药无公害栽培技术，是在传统栽培技术的基础上，不断创新、改进，逐步实现了规范化、无害化的栽培。至于广大药农和农业科技人员新近发明创造的打孔栽培、窖式栽培、管道栽培等新技术，还都处在试验、示范阶段，推广面积有限，这里不多叙述，现将近年来我们在实践中摸索的成熟的怀药无公害栽培技术介绍如下。

一、品种选择

由于历史演变，地理影响，形状差异，产地不同等原因，山药的别名俗名很多，据不完全统计有 350 多种。怀山药只是在焦作地区种植并怀化选育的地方山药栽培品种，根据《四大怀药》2004 中原农民出版社、《山药栽培新技术》2010 金盾出版社和《怀药种植手册》2014 温县怀药产业办公室编，目前适合当地推广的地方栽培种主要有：怀山药 1 号、怀山药 2 号、怀山药 3 号等。近几年来，有新引进凤山药、大和长芋等新品种，产量虽然较高，但仍需进一步在当地经过数年种植怀化后再确定为栽培种推广。现将主要品种介绍如下。

1. 怀山药 1 号

怀山药 1 号原名铁棍山药，又名铁耙齿山药，系怀山药产区传统栽培品种，也是怀山药的主要栽培种。是原野生于太行山沁阳西北境内的紫金顶老君洼、大月沟的山坡谷地和山王庄镇大朗寨村北庙后山上的山药。经过长期驯化而成为栽培品种，已有 2 500 多年的栽培历史。此品种茎蔓黄绿色，圆而有棱，右旋，较细，成熟时微呈紫色，一般长 2.5 ~ 3 米，多分枝。叶片较小，心形，黄绿色，光润似涂蜡，缺刻小，先端渐尖。叶脉基出 7 条，黄绿色，较淡。叶在茎蔓基础部互生，在中上部对生或 3 叶轮生。叶腋间着生山药豆（零余子）。雌雄异株，花亦着身在叶腋间。根茎圆柱形，长 60～80 厘米，最长可达 100 厘米以上，直径 3 厘米左右，芦头较长（20～30 厘米）。表皮土黄色或土褐色、褐色，光滑，密布细毛，有紫红色不光泽斑。肉极细腻，白里透黄，质坚粉足，黏液质少，久煮不散，味香、微甜、口感特好，久食不腻烦。药食兼用，是怀山药中药用价值最高、滋补作用最佳的品种。一般产量为 7 500～12 000 千克/公顷，曾因产量较低几乎被淘汰。

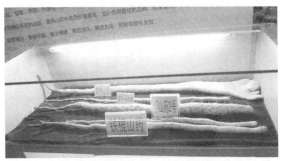

怀山药四个常见地方栽培品种

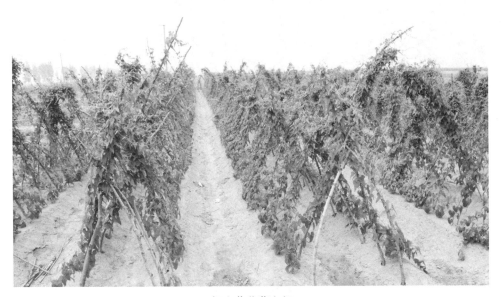

怀山药茎蔓上架

2. 怀山药 2 号

原名"河南怀山药"，系怀山药产区的传统栽培品种，又是主要栽培品种之一，由怀山药改良而成。它既保持了原来的优良品质，又提高了产量和抗病能力，对食用性山药的推广起到了很好的作用。此品种茎蔓紫绿色，圆而有棱，右旋，较粗壮，分枝多，长 3～4 米。叶柄紫绿色，叶片油绿色，大而厚实，戟状心形，缺刻中等，先端尖锐。叶脉基出 7 条，绿中带紫。叶在茎蔓基部互生，在中上部对生或 3 叶轮生。雌雄异株，雄株叶片先端稍长，缺刻较大；雌株叶片先端略短，缺刻较小。叶腋间着生山药豆（零余子），山药豆直径 1 厘米左右，大的可达 1.5～2 厘米。山药圆柱形，长 60～100 厘米，直径 4～6 厘米。芦头长度中等，表皮黄褐色、较厚，密生毛根。肉质细腻，色白，纤维较粗，黏液质多，味浓、微甜、略有麻感，质脆易折。药食兼用。一般产量为 22 500～30 000 千克/公顷，6～7 千克鲜山药可加工成 1 千克干品。

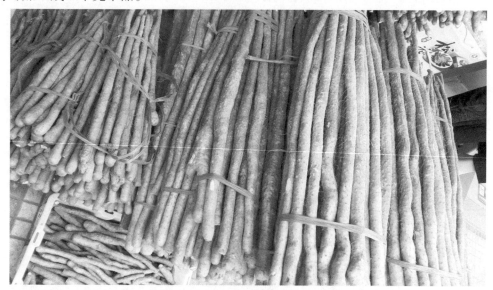

怀山药地下根茎

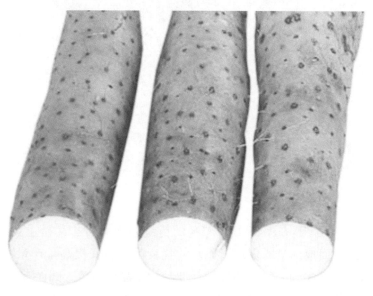

怀山药段

3. 怀山药 3 号

怀山药 3 号原名 47 号山药，系温县农科所以铁棍山药为父本、华县山药为母本，通过杂交选育而成的怀山药新品种。品质与铁棍山药相近，但形态特征却与铁棍山药差异很大。茎蔓深绿色带紫，有棱，直径较铁棍山药略大。叶柄短，深绿带紫。叶片深绿，厚而小。叶脉较深，基出 7 条。根茎表面颜色较深，土褐色，有紫色条斑，毛较少，质地较硬，肉质白、细、黏液质少，味甘、腻、甜、无麻感。品质略低于怀山药 1 号，但产量较高，是药食兼用的最佳品种之一。

4. 新铁 2 号

由铁棍山药系列选育而成，2012 年通过河南省种子管理站品种鉴定，该品种植株生长势强，茎蔓圆形，绿色带紫，茎块近圆柱形，表皮褐色，密生须根，毛眼突出，种栽子粗短，茎块截面坚实、肉微白、粉足、久煮不散。产量为 21 000 千克/公顷左右，即可鲜食，也可加工。

5. 太谷山药

是怀山药产区传统栽培品种，也是目前主栽品种之一，笼头长度中等，表皮黄褐色，较厚，密生毛根。肉质细腻，色白，纤维较粗，黏液质多，味浓，微甜，略有麻感，质脆易折。产量为 30 000 千克/公顷左右，主要用于药品加工，6 ～ 7 千克鲜货能加工成 1 千克干货产品。

二、种植地选择

种植山药时选择好地块很重要，首先要选择 3 年内未种过怀山药，土层深厚、肥沃，排水良好的地块进行种植，前茬以禾本科作物为宜，不能与玉米、高粱等高秆作物邻作。

其次是被选作种植怀山药的地块，必须远离有污染的工矿企业，要求灌溉、排水方便，地下水位不能太浅，否则土壤过于潮湿而妨碍植株正常生长，甚至会使怀山药根茎受水浸而腐烂。怀山药是深根作物，种植的地块要远离树木、林地，否则会争水、争肥、争光，影响怀山药的正常生长和产量。由于轻沙壤土地所产的山药

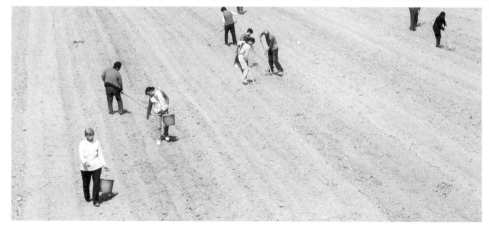

山药种植应远离树木、林地

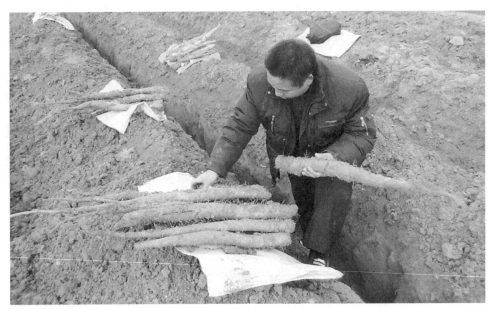

土层土质上下一致、虚实一致

色泽鲜亮、毛根稀少，而黏质壤土易使山药颜色深暗、毛根密多，因此所选地块必须是轻沙壤土。因为山药在伸长膨大过程中，遇到较硬的不同土质层面会改变生长方向，形体弯曲，色泽也不好。所以在供山药生长过程的 100 多厘米深的土层内土质必须上下一致。又由于山药在伸长过程中，生长点遇到硬物，如碎石、砖瓦块、树枝等，容易发权变形，所以在根茎伸长膨大范围内土质必须虚实一致，不能有其他硬物。另外，怀山药如果在同一地块连年种植，不仅所产山药暗无光泽，而且病虫害会越来越严重，严重影响山药的产量和质量。因此，种植山药一定要尽量调茬，避免在同一地块连年种植，如果调茬确实有困难，最多连种不能超过三年。

三、科学施肥和土壤处理

选好地块后，于秋末冬初将选好的地块深翻 80 厘米以上，晾晒越冬。

怀山药在栽种之前，必须科学施肥，科学施用肥料可以促进山药的正常生长发育，提高山药的品质和产量。如果施肥不合理，不仅达不到预期的目的，而且还会影响山药的正常生长发育，甚至造成植株长势减弱或死亡，进而影响山药的产量和品质。目前我们在种植山药时常使用的肥料主要有粗肥和精肥两种，配合使用无机肥料生物复合肥和微肥等。

1. 以施有机粗肥和精肥为主

有机粗肥既含有氮、磷、钾三要素，又含有其他元素和多种微量元素，所以又叫完全肥料。有机粗肥所含的植物养分呈有机状态，需经过微生物的分解作用才能被根系吸收利用。这个分解过程所需用的时间较长，所以又叫迟效肥料。这种肥料不但可以供应山药生长所需要的各种养分，又可改良土壤，改善微生物的生活环境，更可生产不受污染的 AA 级绿色食品，是栽培山药的主要肥料。有机精肥主要是煮熟的大豆和各种饼肥。它们的营养成分和作用与粗肥相似，对协调山药的生长，补充土壤中有机物质的供应，改善土壤的通气性、透水性，提高土壤的保水蓄水能力，促进山药根茎的伸长和对养分的吸收，改善土壤的热量状况，使土壤温度变幅减小等，都有极强的作用。同时，施用精肥还有利于提高山药的色泽和品质，其优越性极大。

2. 配合使用无机肥料、生物复合肥和微肥

（1）无机肥料　主要指不含有机物质的化学肥料。这种肥料的特点是肥料成分浓厚，能溶于水，肥效快，易被山药吸收。无机肥料又分两种：一种是单元素肥料，另一种是多元素复合肥料。

（2）生物复合肥　又叫大三元复合肥料。这种肥料是近些年为了提高无机肥料的利用率而配置的，因而有很多的优越性。一是针对性强：它是根据山药的特点制作而成的，例如山药喜欢钾肥，在制作时就适当多加进一些钾素，有利于提高山药的产量和品质。二是养分齐全：这种肥料是用充分腐熟的畜禽粪便、饼肥、无机化肥、中微量元素、活性菌群等作物所需要的多种营养元素制成的，不仅富含有机质，而且富含易被山药吸收的氮、磷、钾三要素和硫、钙、镁、锌、铁等微量元素，还有通过接种繁殖的活性菌群，每千克含量都在 3 亿个左右，多则达到 10 亿个。这就是说，山药生长所需要的一切营养元素，都人为地给予了供应，更有利于促进山药的生长发育。三是节约成本：这种肥料原料丰富，制作简单，除无机化肥、生物菌群需要购买外，其他畜禽粪便等原料都可以由农民自己积攒、自己制作，省去了许多人工和一部分原材料。

（3）微肥　主要指硼、锰、锌、铜、钼等元素。山药生长对它们的需要量虽然不多，但却是不可缺少的，一旦不足，就会严重影响山药的生长。有些缺乏微量元素的土壤，使用相应的微量元素，就可起到显著的增产作用。但这类肥料大多用作种肥和叶面喷施，多结合防治病虫害，将微肥混入药液中喷洒，使用时一定要注意微肥和农药的化学性质，不要因混合不当而影响药效和肥效。

如果要生产 A 级绿色山药，必须尽量选用上述允许使用的肥料。如果一定要使用一些化学合成肥料，也绝对不准使用硝态氮肥，而且化肥必须与有机肥配合使用，最后一次追肥必须在 8 月中旬以前进行。以后不能再用任何肥料。

3. 施肥方法

种山药地块，春季每亩均匀施腐熟农家肥 3～5 方，精肥 25～33 千克，施复合肥 N：P：K 为 15：15：15。粗肥和精肥是保证山药丰收的主要肥料，但是施用粗肥，一定要通过高温堆放沤制，促使其充分腐熟，杀死虫卵和病原菌，消除有害物质。否则，往往会造成病虫害发生、烧根等不良现象。腐熟的有机肥料不但能

供应山药生长所需要的大量的氮、磷、钾三要素，而且还能提供钙、镁、硫、硼、钼、锌、铜、锰、铁等多种微量元素，更能提供多种可溶性有机化合物质，如氨基酸、酰胺、磷脂等有机物质和大量腐质胶质体，促进微生物的活动，产生生物活性物质，如 B 族维生素，对氨苯基甲酸、生长素等，所有这些都有利于促进土壤形成团粒结构，提高土壤中各种难溶性养分的溶解度，提高山药对土壤养分的利用率，改善土壤的物理化学性状和生物活性，有利于对水、肥、气、热的协调，从而更好地满足山药植株生长的需要。

有地下害虫的还要准备施入低残留的无公害杀虫剂。冬前把有机农家粗肥进行堆闷发酵。对要种植的地块，冬前进行深翻，整平耙细做畦。在整地过程中土壤一定要整细，农家肥一定要腐熟，否则怀山药生长过程中遇到石块、粪块，易分杈，降低产品商品率。肥料和杀虫剂待春季种前使用。

四、定行距开沟翻耕

1. 人工开沟

即在整好的地块按南北向以 80 ~ 100 厘米的间距开沟。沟宽 40 厘米，深 80 ~ 100 厘米。开沟时将表土和下层土分别堆放，经冬季充分冻融分化，翌年初春将备好的肥料和土壤充分拌匀，按原来的层次回填沟内，每层填 15 厘米，用脚将中间踩实，直到将沟填平，成垄。对沟两边踩实的松土做标记，栽种 2 行山药。有的地方将沟宽限定在 20 ~ 25 厘米，但开挖困难。如果 100 厘米深范围内的土层不一样，应在翻耕过程中随时搅拌均匀，使上下土质一致。关于塌墒问题，目前也有争论，有的主张在土壤回填完毕后，如果墒情不好，需要浇一次透水。在怀山药产区，传统

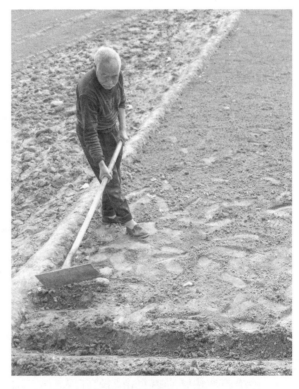

人工开沟

的做法是栽种前必须浇水，使土壤踏实，即所谓窝墒；有的则不主张塌墒，栽种时如果墒情不好，可顺种植沟浇水。

2. 机械开沟

人工开沟，费时费力，如果栽种面积大，往往翻地就耗尽了冬季的时间。近些年来多用开沟机开沟，即栽种前开挖 20～25 厘米宽，100～150 厘米深的虚土沟。开沟时将应施的肥料撒施开沟的地上，使肥料随开沟机搅动在表层土壤中，即所谓深沟高垄。这种机械耕翻的好处是省工、省时、省力。

不论采用哪一种深耕方法，在栽种前都要将地面平整成有一定坡度的畦面或垄沟，既有利于排水，又有利于保墒，可防止因雨而造成塌坑，以免伤苗伤根，影响正常生长。

山药地整好后，如果距离栽种还有一段时间，如半个月以上，还要采取一定的保墒措施，如用脚沿垄背部和两侧踩实拍平，或覆盖地膜等。覆盖地膜既可以保墒，又可以提高地温，是值得提倡的。

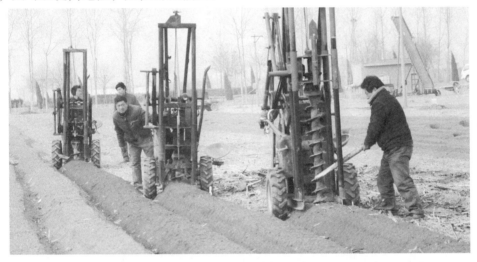

田间机械开沟

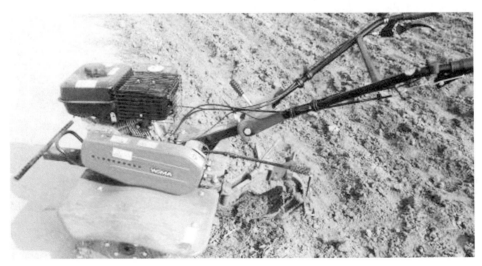

小开沟机

五、种栽选择和处理

　　在惊蛰至春分期间，选择晴朗无雨无风的天气，将留作种栽的芦头和山药从储藏室（窖）中取出，经过严格地挑选和一系列处理后，准备栽种。

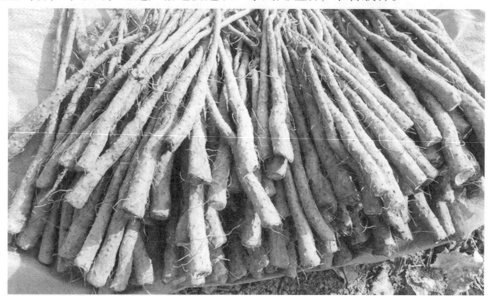

栽培种的种栽

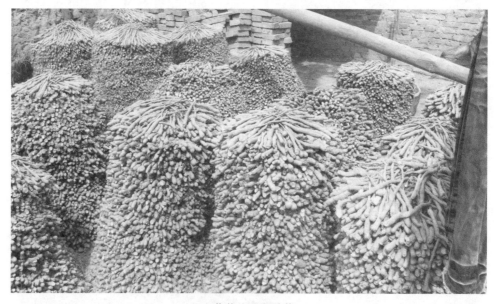

山药芦头所留种栽

1. 挑选栽培种

挑选出的怀山药的芦头和留作种栽的山药，经过整整一个冬季的储藏，常会因保藏措施不当发生这样那样的问题，所以，必须在储藏初选的基础上，再次严格挑选，剔除不适宜栽种的种栽。

（1）选择无病种 通常由于种栽带菌而传染的山药病害有枯萎病、褐腐病、黑斑病、线虫病等。这些病害一旦发生就很难治愈，是山药优质高产的大敌。所以，将留作种栽的芦头和山药取出后，必须拣出储藏过程中已经显露病害的种栽。

（2）选择表皮未损伤种 山药的表皮，是保护山药不受病菌侵染的重要屏障，一旦损坏，就给病菌侵染以可乘之机。所以，山药从收刨、储藏到栽种，都要注意保护，使表皮完好无损。如果损伤严重，应及早剔除。

（3）选择无霉变、腐烂变质和冻伤种 经过冬季的储藏，常会因各种原因而使个别种栽腐烂变质，还可能因保护不善而冻坏，所以凡霉变严重或发生冻伤的要剔除。对于山药芦头只在折断处发生霉变的，也要将霉变部分剔除干净。

2. 温汤浸种

种栽挑选好后，要在晴天进行温汤浸种。方法是将山药芦头和种栽在 50～52℃的温水中浸泡 10 分，浸泡过程中应不断翻动，使其受热均匀。水温不得低于50℃，也不能高于52℃，低了杀不死病菌，过高会烫坏种栽，影响发芽出苗。也可用药剂进行浸种。

3. 分拣、截取栽培种

种栽的粗细、长短及是否有定芽与山药出苗是否整齐、产量高低密切相关。所以，种栽在经过严格挑选之后，还需要分拣、截取栽培种，方法如下：①将芽眼完好和芽眼损坏的山药芦头，按粗细大致相同、长短大体相当分开存放，以便栽种时分别种植，利于出苗整齐。②将留作种栽用的山药按粗细分开，并根据不同品种对种栽重量的要求，截成山药段子，如凤山药按每段重 175～250 克，一般每段重于150～200 克就可留作种栽的山药，种栽过大容易引起初期旺长，过小往往初期生长不良。③山药截成段子的闷头栽子具有顶端发芽优势，如果不能通过毛色辨认，要随截随扎细线或染色做标记，以供栽种时辨认。④山药截成的闷头栽子，因部位不同，发芽也有先后，上段发芽快，尾段发芽慢，应按不同部位分别堆放。⑤截取山药段子一般不用刀子，可用指甲按要求的长度和重量，划印折断。因为金属利器切割常会割破细胞，还容易传染病害。

4. 断面消毒

山药折断后有黏液质流出，不仅养分流失，也给病菌侵入提供了机会。因此，要随截随用药物涂抹断面消毒。

（1）草木灰消毒 用干净、无杂物、未受水浸和受潮的草木灰涂抹断面，是最简便易行、省钱的方法，可普遍采用。

（2）石灰粉消毒　用干净的生石灰粉涂抹断面，促使山药断面黏液质迅速凝固，具有杀菌防病的作用。但在晒种过程中往往出现裂缝，容易使病菌侵入造成烂种，新生山药也易感染根腐病等病害。

（3）代森锰锌超微粉消毒　70% 代森锰锌超微粉是高效低毒、污染程度低、不影响无公害山药食品生产的农药，颗粒小，粉质细，用其涂抹断面，不仅没有断面干裂现象，而且只要山药不带菌，栽种后也不会腐烂。有资料表明，一直到 7 月中下旬，用代森锰锌超微粉涂抹或稀释液浸泡过的种栽，仍色泽、肉质正常。

（4）菌立灭溶液消毒　菌立灭溶液是内吸性无公害农药，内含高脂膜，用其稀释液涂抹断面晒种，会在山药断面形成薄薄的一层药膜。既可防止病菌从外部侵染，又可杀死种栽内部的病原菌，有利于生产绿色的无公害山药，是目前最理想的药物。按照 1 ∶ 5 的比例配成稀释药液即可。

5. 晒种

对要留种的山药，要在天晴时进行截段，如果遇到阴雨天应立即停止截段活动，并将折截过的和尚未截的山药妥善收藏。截好的种栽在种植前，要进行晒种，一般在 3 月上中旬进行。对山药芦头（包括失去芽眼的芦头）可将腐烂部分截下，用药剂涂抹断面，晒到断面向内陷为止。晒种要在地上铺一层干草，如果是水泥地面，还要铺得厚一些，以防止晒种过程中因温差过大而影响种栽的活力。晒种过程中，对种栽要翻动几次，以便照晒均匀。经过 15～20 天，待晒至上端皮色成绿褐色，薄皮下边肉质变成浅绿色时即可进行栽种。

一般山药晒种正处初春季节，昼夜温差大，早晨有露水，有时还有霜冻出现。因此在晒种过程中，太阳落山以后要用草苫等覆盖，第二天太阳出来时掀开，以防种栽受潮受冻。如遇阴雨天气，还要将种栽妥为收藏保护，防止雨淋，防止雨水渍浸。

经过这样的晾晒，山药种栽体内的生命活力逐渐加强，营养不断向上端输送，逐渐形成隐芽。栽种后，遇到适宜的温度和湿度，种栽的上端就会生出一个至数个幼芽，并且冲破种皮，冲破土层，长成幼苗。

综合以上各种措施，都是为了在栽种前将山药种栽处理成无病、无毒、无损坏的健壮的栽子，给栽种后山药的顺利出苗、健壮生长以及最后丰收打下良好基础。

六、适时栽植

怀山药的栽植方式有两种：一种是将经过处理的山药种栽直接栽植到地里；另一种是在栽植前一个月采用温床催芽，待芽长到 3～5 厘米时定植大田。我们一般多采用直接在地里栽植的方法。

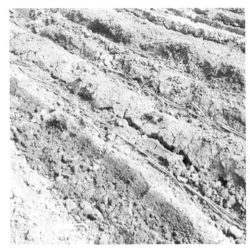
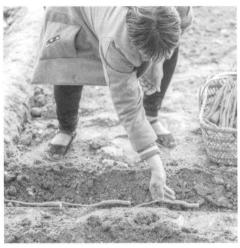

田间摆播

1. 栽植时间

怀山药种栽发芽的最适宜温度为 12～15℃。当气温达到8～10℃时，芦头上的定芽就开始萌动，出现乳白色的馒头状的细小突起。当地温稳定在9～10℃时，即可开始大田栽植。就节令来说，怀山药产区一般在清明节前后，即 3 月下旬到 4 月上旬开始栽植。近些年来推广地膜覆盖，栽植时间可提前 1～2 个节令，即惊蛰到春分前后。总之应保证当山药出苗时，不能再有严霜出现。只要采取完善的防冻措施，栽植时间越早越利于高产。

2. 催芽

山药芦头和闷头栽子的出苗时间，常常相差 20 天左右，产量也相差 10% 以上，而且闷头栽子往往在其顶端生出 2～3 个甚至更多的新芽。为了提高出苗率和整齐度，就要按确定的栽植时间提前 20～30 天，在温室或暖炕上催芽，这样不仅能够保证苗全、苗壮和整齐度，而且可以延长生长时间，增加根茎的最终产量。方法是选择地势高燥、背风向阳、无病虫害的地方建立苗床。每床排种 4～5 层，一层种栽，一层湿润细土。铺地膜后，再扎架覆盖天膜。也可用育苗箱育苗。待幼芽长出 1 厘米左右时，即可定植大田。如果等幼苗出土后再定植，还必须选择气温在 8～10℃的晴朗天气炼苗（这样的苗床只能排一层种栽），待幼苗呈深绿色时才可定植大田。

3. 栽植密度

怀山药的栽植密度是由行距和株距的大小决定的。如果是采用机械开沟栽植，那么它的行距就是所开沟距宽度。目前使用的开沟机挖的沟距为 80～100 厘米，浪费土地太严重。人工开沟比较自由，但如果小于 60 厘米，就会因翻上来的土无法堆放而增加耕翻的难度；如果随挖随填，又得不到晒垄风化，这些都是美中不足的地方。如果采用人工普遍耕翻，那就自由多了，行距的大小还可因品种的不同而有差异，如凤山药由于单株产量高，行距可定为100厘米，而铁棍山药则由于单株产量太低，行距可定在50～80厘米。

开沟栽种的山药一般是将翻耕过的虚土拢成高垄，在高垄上开沟栽植，适宜的株距为20～30厘米，每公顷6万～9万株。如果栽种铁棍山药，可以按1.2米打成畦，每畦4行，畦埂40厘米、株距为20厘米×30厘米，通风透光，利于生长，对提高产量和品质都会起到重要作用。

4. 药剂浸种

按说怀山药种栽经过断面消毒、温汤浸种等处理后就可以栽种了，但因怀山药的许多病害往往是由种栽带菌引发的，所以在栽种前还有一道不可缺少的工序，就是浸种。方法是用50%多菌灵400～600倍液，将种栽放进去浸泡5～10分，捞出晾干待种。这样不仅可以继续杀灭或消除种栽上的病菌，而且可以使刚出生的幼芽减少受表土病原菌的危害。

5. 栽植

栽植沟挖好后，喷洒杀菌剂，消毒后要立即排种，将山药芦头或闷头栽子，按确定好的株距顺一个方向排放。排放时必须将种栽的上端朝同一个方向排放，如果排错方向，就会造成相邻两株上端相对，出苗时株距有大有小。另外，排种时还要注意将原来拴的细线记号解掉。不论种栽尾部埋土多深，有芽一端的上部离地面不能超过4厘米，否则会影响壮苗。

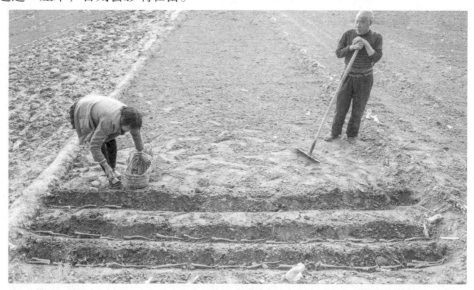

摆放闷头栽子

6. 覆土

种栽排好后，经再次喷洒防治病害药液后就要用土覆盖。覆土分两步，先用生土或细沙盖住山药约1厘米厚，再用开栽植沟刨出置于两侧的土盖好，用铁耙搂平，再轻轻拍实保墒即可。

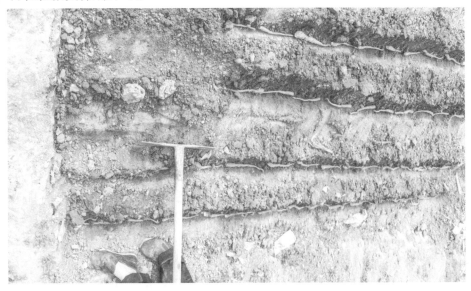

覆土

7. 覆膜

覆盖地膜可以提高地温，促使山药早出苗，但是如果遇到晴朗无风的天气，就很容易使地温迅速提高到20℃以上，从而促使山药的呼吸作用加快，造成养分的大量快速消耗，这样虽然可以使出苗提前，但主茎往往细而弱，也容易造成烂种。因此，栽种时可根据当地实际情况，因地因时而定。如果栽种较早，容易遭受冻害。比如前几年武陟县有一个村的农户在春分时就栽种了，因气温还不稳定，后来因受寒流侵袭，而遭受了严重冻害，致使很长时间不能正常生长，后期产量也受到了影响。后来经过总结经验，提前栽种的话，用地膜覆盖就解决了这一问题。但如果在清明后谷雨前栽种，种栽内部已经发生一系列生理变化，即使仍保存在室内，也已经生出幼芽，甚至幼芽已长到2~4厘米高，这时气温已高且稳定，栽植后则可不用地膜覆盖。

七、苗期管理

怀山药从栽种、出苗到幼苗长至1米多高而放叶，为幼苗期。这个阶段的管理目标是促使山药整齐出苗，苗壮生长，为优质高产打下良好的基础。

以直接栽种为例，一般从栽植到出苗，芦头需要20天左右，闷头栽子需要30天左右。从出苗到主茎蔓长到50~100厘米，约需15天。在这一个半月的时间里，地下的7~12条吸收根，不仅可以向周围伸展40厘米左右，而且还产生许多分枝，形成比较完整的根系雏形。同时，在地上主茎蔓的基部，也开始形成新山药根茎的分生组织——根茎的原始体。这就是说，这一个多月的时间，已经打下了山药今后生长的基础。这个基础是否扎实，直接影响到后期是否能实现优质高产的目标。因此，从山药栽种到长出幼苗起，就要加强管理，具体措施如下：

1. 遇干旱浇水

在怀山药产区，从清明到小满的2个月时间，即怀山药从栽植到幼苗高100厘米，正是"春雨贵如油"的春旱阶段，所以不仅在栽植时必须保证有较好的墒情，而且在栽植以后也要时时注意墒情的变化。如果干旱缺墒，就要及时浇小水补墒。有些人认为山药种栽子本身水分就够山药出苗使用了，实践证明，这种说法是不正确的，但补墒时也决不能大水漫灌，以防土面下沉塌陷。有条件的可以喷灌、滴灌，无条件的可以人工在垄背上开浅沟浇小水洇墒。如遇大雨，就要及时排水，防止种栽被水浸渍。总之，这段时间一定要保证山药发芽和幼苗生长期能有较好的土壤湿度。

2. 见多茎即拔出

一般说来，1支芦头、1截山药段都是只生一个新芽、只出1个幼苗，但也有个别种栽同时生出2～3个或者更多的主茎。如果出现这种情况，就要尽早将多余的主茎拔出，只留1个健壮的幼苗，因为这多出来的茎蔓每一个都要在其基部形成基端分生组，是一窝蜂生长的主要原因之一。为了防止损伤根系，在拔除时，要一只手轻轻拔下多余的茎蔓。对于因拔出茎蔓造成的伤口，可用1.5%的菌立灭800～1 000倍液和50%消菌灵1 000倍液混合起来浇灌根部，以防止病害感染。

八、搭架整枝

给山药搭设支架的历史，可以追溯到北宋，《图经本草》的作者苏颂在关于山药的栽培和管理中说："春取宿根头，以黄沙和牛粪做畦种之。苗生，以竹稍作接，高三尺。"这就是说，早在1 000多年前，我们的祖先就采用了搭设支架的增产措施。

给山药搭设支架之所以能增产，是因为可以充分利用地面以上3米左右的空间，使叶片均衡分布其间，避免叶片相互重叠、遮盖，最大限度地进行光合作用，制造有机物质，调节土壤的干湿度，为田间管理提供方便，给提高产量创造更加良好的条件。过去，在怀山药种植地有许多农户不搭架，怀山药的茎蔓匍匐在地，仅在地面以上不足30厘米的空间里盘曲缠绕重叠，通风透光条件极差，大部分叶片得不到充足的阳光，不能有效地进行光合作用，并且旱时过干，涝时太湿，茎蔓与杂草相互缠绕，拔下草，牵动秧，山药秧即枯，致使下部叶片早早枯黄脱落，严重影响山药的正常生长。实践证明，搞好山药搭架生长期管理，对增产稳产提高品质都很重要。据调查，搭架管理的山药一般每亩可增产30%以上，山药蛋的产量也

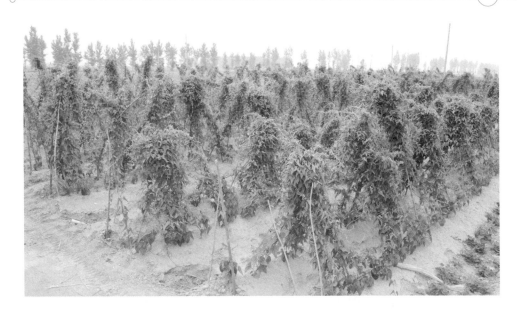

搭架整枝

可提高48%左右。同时搭设支架的高矮，其产量的悬殊也很大。

搭设支架的材料，可以因地制宜，不必强求一体。可以用杨树枝、紫穗槐条，也可用大拇指粗细的竹竿、棉花秆等。这些材料收集后，稍作修整，随弯就直，粗细搭配，高矮相同。架材不要太粗，以免增加搭架难度，影响通风透光；也不可过细，以防支架过于脆弱，没有抗风能力。如果没有上述材料，也可按一定的间距栽桩扯塑料绳、麻绳来代替。

搭设支架的时间，可以在栽种后立即进行，但最好在幼苗出土30厘米左右时进行，过早幼苗尚未出土，辨不清行株位置，常常伤种；过迟，茎蔓开始盘曲，地下根已经伸长，往往伤根伤茎。

搭设支架的方法，一般是人字架，每株一根，在距地面150厘米高处交叉扎紧捆牢。也可采用4角架，每株山药一根，4根为一组，在离地面150厘米高处扎紧捆牢，或与地面垂直，另加横木固定。也可在横架中间拉扯一定数量的塑料绳、碎布条、细麻绳等，任茎蔓在绳上蔓延生长。支架的入土深度最多不要超过20厘米，过浅不牢固，过深侵占根系地方，都不利于山药生长。搭设支架前还要将入土部分用轻火烤炙，以减缓腐朽速度，延长使用寿命。

> **小提示**
>
> 　　支架必须扎紧捆牢，能抗8～10级大风，否则，一旦支架被大风吹倒，就会连同山药一齐拔出，造成绝收。

山药支架搭设好以后，要随着茎蔓的生长适当整枝。初出苗时，要拔出多余的茎枝，只留一条健壮的主茎。如果有不顺茎蔓攀爬的茎枝，要适当加以引导，帮助顺利上架。茎叶特别集中的，要适当分散，使之均匀分布，防治过稠过稀。如果山药豆过多，常会与地下茎争夺养分，可适当摘除。使山药豆的产量不要超过150千克／亩。过多，就要影响地下根茎膨大速度，可以剪除若干侧枝，或者摘去顶部生长点，还可喷施调节剂，促使养分向地下根茎输送。总之，搭架和整枝是山药增产的一项重要技术措施，一定要重视，不能怕麻烦而放弃。没有搭架的地方，更要提高认识，积极做好。

九、灌溉与排水

保证山药全生育期有较适宜的墒情，是优质高产的一个关键。山药叶片正反两表面都有较厚的角质层，内部的水分不易蒸发，抗旱能力较强，不需要大水供应，如果土壤较长时间含水量过高，山药会受水渍而腐坏；但如果土壤的含水量太低，不能从土壤中吸收有效足够的水分，也会影响它的生长。所以必须严格掌握适宜的土壤墒情。

如遇暴雨、大雨应及时排水，聪明的山药种植户，一到雨季就将畦垄一端的排水口挖开，以便遇大雨就让其自动排出，是防患于未然的措施。如果地畦较长，可在垄背开小沟排水的同时，每隔30～50米再开横沟，使多余的水通过畦沟流入横沟排出地外。

十、中后期管理

5月20日前后，是抽条发棵初期和地下根茎基端分生组织形成健全期，可叶面喷洒细胞分裂素稀释液，如田星细胞分裂素600～800倍液，6月5日前后可再喷洒一次，也可加喷2116调节剂，以加快各部分器官的细胞分裂，使地上茎叶尽快展开、抽条、发棵，地下根茎基端分生组织尽快形成，并增强其分生能力，为中后期地下根茎的迅速膨大打下坚实的基础。

6月20日以后，正处在地上茎叶迅速生长期，地下部块茎分生组织即将进入旺盛期，可叶面喷洒一次维他灵500倍液。这是一种调节根茎生长专用微肥，上可调节地上茎叶生长速度，下可促进地下根茎分生组织的形成和发育。因为在此以后，山药在地上部分迅速生长的同时，地下部根茎分生组织也进入生长旺盛期，其基端分生组织周围皮内的细胞开始迅速分裂，体积也不断增大，往往出现上下争夺养分的现象。这时喷洒维他灵，就可以促进种栽内的养分加快分解，缓解地上茎叶生长和地下根茎分生发育争夺养分的矛盾。

7月20日左右，山药即将进入地下根茎膨大期，地上部分开始减缓生长，地下部分开始形成强劲的生长能力，养分的供应由主要供地上茎叶的生长，逐步转移到主要供应地下部根茎的膨大，是重要的生理转折时期。为防止地上部继续旺长，促进地下部迅速膨大，可及时第二次喷洒维他灵，浓度可加大到300～500倍。

从7月20日前后到9月上旬，管理的目标是保证地上部分茎叶的重量、功能叶片的数量、叶片鲜重都不再增加，也不能减少。这期间的叶片正处在高功能时期，光合能力强，吸收同化太阳能多，制造的有机物质也多，但需要将这些有机物质除供地上部分维持功能消耗外，绝大部分都转移输送到地下供根茎膨大。而这段时间，山药的生长常会出现两种倾向：一是地上部分枝叶继续旺长，影响养分向根茎转移而延缓膨大；二是可能出现早衰。维他灵有抑制旺长，防止早衰的双向调节作用，所以8月底至9月初，要再次喷洒维他灵，以促进养分协调供应。9月10日以后，如果山药仍有旺长趋势，就要再喷洒一次维他灵。这不仅可以协调山药正常生长，而且可以促进地下根茎表皮的颜色转深，提高保护性能，增强保护功能，更有利于安全储藏。

叶面追肥是促使怀山药优质高产的重要措施之一，除按上述要求定期喷施维他灵外，还要结合防治病虫害，于山药展叶后，每隔半个月喷施一次磷酸二氢钾。如果发现某个阶段叶色转淡，还要及时加喷惠满丰等高效液肥，以补充营养的不足。

十一、怀山药主要病虫草害发生及防治技术

在怀山药一生中常会发生多种病虫草害，有些还危害严重，往往直接影响产量和品质。要按照以防为主，综合防治植保工作方针，做到提前预防，及时控制。尽量使用无公害农药，减少产品的农药残留，做到无公害生产。

1. 主要病害及防治技术

（1）炭疽病　山药炭疽病是山药生产中常见的病害。从山药出苗到茎蔓完全枯死，都可以发生危害。高温多雨季节尤为严重，往往是苗期感病后到高温多雨时枯死。若早期防治不好，造成大流行时再防治，效果很差。防治不好的田间发病率一般可达50%左右，严重时可达100%，减产幅度一般为25%左右，是严重威胁山药生产的病害之一。

1）发病症状。该病主要危害山药叶片、叶柄及茎蔓。叶片受害，发病初期先在叶尖或叶缘出现暗绿色水渍状小斑点，然后产生褐色略下陷的小斑，形状不规则，接着小斑逐渐扩大，呈黑褐色、中部褐色、边缘清晰、圆形或不规则，直径0.2～0.5厘米的病斑。后期病斑中部呈灰色至灰白色，上有不规则的同心轮纹，病斑周围叶发黄，当湿度大时，病斑表面可发现粉红色的黏性小点或黑色小点。几个病斑长大连成大斑块，病部易破裂穿孔。

叶柄发病，多在叶片与叶柄，或叶柄与茎交接处，初期出现水渍状不规则褐色病斑，后期病斑成黑褐色干缩，导致叶片萎蔫脱落。

茎蔓染病，初期在距地面较近部位产生褐色小点或不成行褐斑。后逐渐扩大呈圆形或梭形黑褐色病斑，病斑略下陷或干缩，致茎蔓局部坏死，最后导致病部以上茎蔓全部枯死，在空气潮湿时，病部常产生淡红色的黏稠物质。

2）发生规律。病菌可在山药的病残体上越冬，为第二年初次侵染的来源，随风雨传播。6月中旬开始发生，前期病情发展缓慢，7月中旬进入始盛期，8月是发生最严重的时期，9月上旬病情发展趋缓，逐步减轻，中旬后基本停止发展，进入病情稳定期。流行高峰期遇高温干旱，病情停止发展，遇雨后再次出现流行高峰。

3）影响发病因素。环境条件和栽培情况对炭疽病发病有明显影响，温度在25～30℃、相对湿度80%时有利发生；种植过密，架过矮，易造成荫蔽，利于发病；过多地施用速效性氮肥，易引起秧蔓徒长，使植株的抗病性降低；在高温、多雨、潮湿的条件下，病害发展迅速。

（2）褐斑病

1）发病症状。主要危害叶片，感病时，病斑出现在叶片两面，叶背颜色较浅，呈圆形或椭圆形或不规则形，大小不等，一般2～21毫米，病斑中心呈灰白色至灰褐色，常有1～2个黑褐色细线轮纹圈，有的四周具有黄色至暗褐色水浸状晕圈，湿度高时病斑上生有灰黑色霉层。

2）发病规律。该病以菌丝或菌核在土壤中或病残体上越冬，可以在土壤中存活2～3年，通过土壤、雨水和施用带病菌的肥料传播。从山药出苗到9月上中旬均可发病，干旱时发病轻，重茬地、田间积水时发病重，新茬地发病轻。

（3）立枯病

1）发病症状。怀山药出苗后直立生长期（5、6月）发病，首先表现为顶端萎蔫，后地上部萎蔫倒伏，茎基部的地下部分腐烂，呈黑褐色。个别田块病株率达7%。

2）发病规律。该病菌以菌丝体在带病芦头和土壤中越冬。苗期发病，大水漫灌的田块发病重，连作地发病重，出现阴雨天气时发病重。

（4）线虫病

1）发生症状。7月连阴雨天气后，地上部表现出症状，植株长势变弱，叶片发黄脱落。地下部须根变褐腐烂，有的根茎畸形，上有暗褐色瘤状突起。另一种症状是根茎表皮呈暗褐色斑块，无光泽，线虫侵入处肿胀凸起，有明显龟纹斑，斑深约3毫米，斑线出现很多直径2～7毫米根结；根受害后，则会产生米粒大小的根结，解剖镜下观察能看到很多白色线虫，该虫能使整个山药植株生长减弱。

2）发生规律。该线虫在土壤、粪肥或植物残体中越冬。遇到适宜的寄主植物则可侵入危害。一般沙壤土发病重，重茬地发病重，施用未腐熟农家肥的田块发病重。

（5）主要病害防治技术

1）轮作换茬。轮作换茬可以有效减少山药病残体及土壤中病菌对山药的初次侵染。最好实行菜药、粮粮轮作换茬，避免与山芋、花生、西瓜连作。

2）培育壮苗。一是精选良种。播前处理当年播种的种栽，最好采用上一年新沟栽培的山药栽子。经冬季储存后选用皮色好、质地硬、无病虫侵染的栽子作种播。二是合理施肥。以底肥为主，多施有机肥，增施磷钾肥，并配以适量的铁、锌等其他微肥，避免偏施、过施氮肥，培育壮苗，增强植株抗病性。三是调节生长。定期喷施生长调节剂，使植株壮而不旺，稳生稳长，提高抗病力。

3）健身栽培。一是合理灌溉。排种整地时坚持高畦、深沟、短行，以确保汛期田间排水畅通，防止雨后辙沟下陷；采取滴灌浇水，避免大水漫灌。二是地膜覆盖。对畦面进行地膜覆盖，一方面，可提高地温，促进山药早出苗、出壮苗；另一方面，可改变田间小气候，减少病源传播。三是搭架栽培。山药出苗前插好人字架，架高至少1.5米，以利于引蔓上长，合理分布山药枝叶，保证通风透光，营造良好的田间小气候。选用钢架时，尽量使用新钢架，如使用旧钢架要进行消毒，可用10%的石灰水溶液或50%多菌灵可湿性粉剂500倍液泼浇架材，然后晾干使用。

4）清洁田园。山药生长期如出现炭疽病落叶，可轻轻晃动秧架，让病叶掉落，并将其带出田外深埋处理，以减少炭疽病的侵染源。山药刨收后及时清除田间病残体。

5）药剂防治。①播前种栽消毒。选用色泽新鲜、粗壮、无病斑、长17～20厘米的笼头，于发芽前先用50～52℃温水浸泡10分，再用50%多菌灵可湿性粉剂500倍液浸种30分，以消灭附着在种栽上的病菌。②生长期防治。一是在山药甩秧上架后、发病前（一般6月中下旬），轮流交替使用2%宁南霉素水剂500倍液，或0.5%氨基寡糖素水剂500倍液，或70%代森锌锰可湿性粉剂1 000倍液，均匀喷雾保护；发病后用2%宁南霉素水剂300倍液，或0.5%氨基寡糖素水剂300倍液，或50%多菌灵可湿性粉剂500倍液，均匀喷雾防治。用药间隔期灵活掌握，持续干旱可间隔15天左右，多雨季节可缩短7～10天，连喷2～3次。二是防治茎腐病。用2%宁南霉素水剂300倍液，或0.5%氨基寡糖素水剂300倍液，或40%菌核净可湿性粉剂500倍液加4%嘧啶核苷类抗菌素水剂300倍液，或50%多菌灵可湿性粉剂500倍液，均匀喷雾防治，间隔7～10天喷一次，连喷2～3次。

有线虫病的地块，一是施用充分腐熟的农家肥；二是整地时用5%阿维菌素2 000倍液进行土壤处理；三是挑选健壮无病笼头，并用阿维菌素浸种。

2. 主要虫害防治技术

（1）蝼蛄　危害怀山药的蝼蛄主要是非洲蝼蛄，以咬食幼苗和根系为主。

1）形态特征。成虫体长 30～35 毫米，灰褐色，腹部色较浅，全身密布细毛。头圆锥形，触角丝状，前胸背板为卵圆形，中间具有明显的暗红色长心脏形凹陷斑。前翅灰褐色，较短，仅到腹中部。后翅扇形，较长，超过腹部末端。腹末具有 1 对尾须前足开掘足，后足腔节背面内侧有 4 个距。

2）生活习性。以成虫或若虫在地下越冬，清明节后上升到地表活动，在洞口可顶起一小堆虚土。5 月上旬至 6 月中旬是蝼蛄最活跃的时期也是第一次危害高峰。6 月下旬至 8 月下旬，天气炎热，转入地下活动。6～7 月为产卵盛期，9 月气温下降，再次上升地表，形成第二次危害高峰。10 月中旬以后，陆续钻入深层土中越冬。昼伏夜出，以夜间 9～11 点活动最盛。早春或晚秋气候凉爽，仅在表土层活动，不到地面上来。蝼蛄具有趋味性和趋光性，对香甜物质等也有强烈趋性。成虫和若虫均喜欢在软潮的壤土或沙壤土上活动，最适宜在气温 13～20℃，20 厘米土温为15～20℃的条件下活动，温度过高或过低，潜入深土层中隐藏。

3）防治措施。一是施用充分腐熟的有机肥。二是利用黑光灯诱杀。三是毒谷诱杀，播种时，每亩用 50% 辛硫磷乳油 100 克拌饵料 3～4 千克，撒于播种沟中，生长期把麦麸炒香，每亩用 4～5 千克，加入 90% 敌百虫晶体 30 倍液 150 毫升，再加入适量的水拌匀，于傍晚撒于田间，施用毒饵前先灌水效果更好。四是药剂土壤处理，用 50% 辛硫磷乳油每亩 200～250 克，加水 10 倍，喷于 25～30 千克细土上拌匀成毒土，顺垄条施，随即浅锄。五是生长期侵害，可用 50% 辛硫磷乳油 2 000 倍液浇灌。

（2）蛴螬　蛴螬是金龟子幼虫的统称。前期以幼虫在地下将怀山药从茎基咬断，在怀山药生长中后期取食根茎，形成缺刻或孔穴，根茎短小，降低了怀山药的等级和品质。施用未腐熟厩肥、玉米秆等的地块发生更为严重。

1）形态特征。老熟幼虫体长 35～45 毫米。整体多皱褶，静止时弯成弓形，臀节粗大。头部黄褐色，胴部乳白色。头部前顶刚毛每侧各 3 根，纵向排列。肛门孔呈三射裂缝状，肛腹片后部复毛区散生钩状刚毛，无刺毛列。成虫体长 16～22 毫米，体黑色或黑褐色。小盾片近于半圆形。鞘翅长，椭圆形，有光泽，每侧各有 4 条明显的纵肋。前足胫节外侧有 3 个齿，内侧有 1 个距。

2）生活习性。5～7 月成虫大量出现，成虫有假死性和趋光性，并对未腐熟的厩肥有强烈趋性，白天藏在土中为多，晚上 8～9 点为取食、交配活动盛期。一般交配后 10～15 天开始产卵，产于松软湿润的土壤内，每只雌虫可产 100 粒左右。卵期 15～22 天，幼虫期 340～400 天，冬季在 55～150 厘米深土中越冬。蛹期约 20 天。蛴螬始终在地下活动，与土壤温度与湿度关系密切，一般当 10 厘米深土温达 5℃以上时则往深土中移动。土壤湿润则活动性强，小雨连阴天气危害尤重。

3）防治措施。一是施用充分腐熟的有机肥。二是毒谷诱杀。播种时每亩用 50% 辛硫磷乳油 100 克拌饵料 3～4 千克，撒于播种沟中；生长期每亩用麦麸 4～5

千克，90%敌百虫晶体 30 倍液 150 毫升，加适量的水拌匀，于傍晚撒于田间。三是药剂土壤处理，用 50%辛硫磷乳油每亩 200 ~ 250 克 10 倍液，喷于 25 ~ 30 千克细土上拌成毒土，顺垄条施，随即浅锄。四是生长期被害，可用 50%辛硫磷乳油 2 000 倍液浇灌。

（3）叶蜂　幼虫群集取食叶片，低龄幼虫取食后，仅剩叶脉和一层薄膜，高龄幼虫取食后，仅剩叶柄和主脉。大发生时，几天之内可造成怀山药叶片严重缺损，影响块茎产量。

1）形态特征。成虫体长 6 ~ 8 毫米，头部和中、后胸背面两侧为黑色，其余橙蓝色，但腔节端部及各腹节端部为黑色。翅基半部黄褐色，触角黑色，雄性基部 2 节，淡黄色。腹部橙黄色，雌虫腹末有短小的黑色产卵器。卵近圆形，0.4 ~ 0.8 毫米长，卵壳光滑。幼虫体长约 15 毫米，头部黑色，各体节具有很多皱纹及许多小突起，胸部较粗，腹部较细，具有 3 对胸足和 8 对腹足。蛹的头部黑色，蛹体初为黄白色，后转橙色。

2）生活习性。在我国北方每年发生 4 代。各代发生时间为：第一代 5 月上旬至 6 月中旬；第二代 6 月上旬至 7 月中旬；第三代 7 月上旬至 8 月下旬；第四代 8 月中旬至 10 月中旬。成虫在晴朗高温的白天极为活泼，并交配产卵。卵期在春季、秋季为 11 ~ 14 天，夏季为 6 ~ 9 天。幼虫共有 5 龄，发育期 10 ~ 12 天。幼虫早晚活动取食，有假死习性，老熟幼虫作茧化蛹。每年春季、秋季为两个发生高峰期。

3）防治措施。①人工捕杀。叶蜂发生期，结合田间管理，利用叶蜂幼虫群集取食的特点，进行捕杀。②化学防治。应在 1 ~ 2 龄幼虫盛发期，选用 90%敌百虫晶体或 5%高效氯氰菊酯乳油 1 000 ~ 1 500 倍液。

（4）地老虎

1）形态特征。成虫体长 1.6 ~ 2.3 厘米，深褐色前翅由内横线、外横线将前翅分为 3 段，具有明显的肾状斑。环形纹、棒状纹和 2 个黑色剑状纹，后翅灰色无斑纹。卵长 0.5 毫米，半球形，表面有纵横条纹，初产乳白色，后出现红色斑纹，孵化前灰黑色。幼虫体长 3.7 ~ 4.7 厘米，灰黑色，体表布满大小不等的颗粒，臀板黄褐色，具有 2 条深褐色纵代。蛹长 1.8 ~ 2.3 厘米，褐色，有光泽，5 ~ 7 节背面的刻点比侧面刻点大，臀刺断刺 1 对。

2）生活习性。成虫夜间活动交配产卵，卵产在 5 厘米以下的杂草上，每只雌虫产卵 800 ~ 1 000 粒，成虫对黑光灯及糖、醋、酒趋性较强。幼虫咬食怀山药种栽、根系和幼苗。幼虫共 6 龄，3 龄前在地表的杂草或寄主幼嫩部位取食，危害不大，3 龄后白天在土表潜伏，夜间出来危害，可咬食幼茎，动作敏捷，有自相残杀性。老熟幼虫有假死习性，受惊缩成环形。小地老虎喜欢温暖潮湿条件，最适发育温度为 13 ~ 25℃。适于低洼内涝、雨水充足地区生活。

3）防治措施。一是及时拔除田间地头杂草；二是毒谷诱杀，播种时每亩用

50%辛硫磷乳油 100 克拌饵料 3～4 千克，撒于播种沟中；生长期把麦麸炒香，每亩用 4～5 千克，加入 90% 敌百虫晶体 30 倍液 150 毫升，以适量的水拌匀，于傍晚撒于田间。

3. 主要杂草种类及防除技术

防除山药地里杂草，是山药全生育期经常性的田间管理工作之一。因为山药地里的杂草种类繁多、生育期不一，几乎每月每季都有杂草长出、开花、结籽、衰老。归纳起来，杂草共有两类：一类是宿根草，如莎草、小蓟、打碗花等；另一类是非宿根性的杂草，即靠种子繁殖的杂草，如灰灰菜、米蒿、狗尾巴草、牛筋草等。这些杂草，大都根茎粗壮，生命力极强，常与山药争水、争肥、争空间，是山药的大敌，应该在其刚出苗、根系未发达前消灭。如果等到它们长大以后再消灭，就会影响山药正常生长，贻害无穷。

为了适应无公害产品的要求，消灭田间杂草的方法主要是采用人工拔除，即在杂草幼苗刚出土时，蹲在畦埂上用手将小草连根拔除。如果稍大一些，特别是靠近山药主茎根部的杂草，要用小铲或镰刀铲除，不得伤及山药根部。如果杂草与茎蔓缠绕紧密，则应将杂草根部拔出地面，轻轻放下，使其干枯，绝对不能牵动茎蔓，特别是对未搭架、茎蔓在地面匍匐的山药，更应小心谨慎。因为山药茎蔓一经牵动，就会停止生长，变黄枯萎，造成死亡。对于不易拔除根部的宿根草，可用小铁铲在深入地下 5 厘米左右处铲断拔出，再出再拔，不得出现草荒现象。

（1）杂草的种类

1）马唐。属禾本科一年生杂草。别名面条筋、抓地虎、抓根草、鸡爪草等。

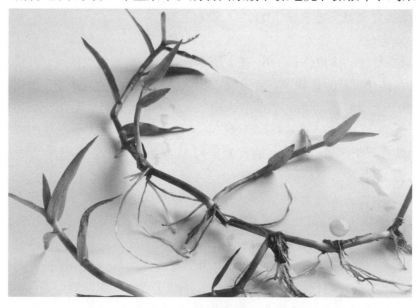

马唐

【1】生长发育规律 靠种子繁殖。喜温、喜湿、喜光。在低于20℃时，种子发芽慢；25～40℃时，种子萌发最快。种子萌发最适相对湿度为63%～92%，种子所在最适深度为1～5厘米。4月下旬至6月下旬发生量大，8～10月结子，种子边成熟边脱落，生活力强，成熟种子有休眠习性，土壤深处的陈种子翻到上层后仍可发芽。马唐在潮湿多肥的地块生长茂盛，高温多雨的夏季生长最快。

【2】适用除草剂 以人工拔除为主。

2）稗草。属禾本科一年生草本植物。别名水田草、水稗草等。

【1】生长发育规律 靠种子繁殖。喜温暖潮湿的环境，常生长在湿地或水中，是沟渠和湿地及其周围常见的杂草。最适发芽温度为25～35℃，10℃以下、45℃以上不能发芽，最低发芽温度为12℃，土壤湿润、无水层时，发芽率最高。出苗深度为0～9厘米，以0～3厘米土层出苗率较高，9厘米以上土深处的种子不发芽，可以进行二次休眠，条件适宜时再发芽。一般4月下旬出苗，7月上中旬开始抽穗开花，生育期80～130天，8月下旬至9月上旬种子成熟后落入土中。

【2】适用除草剂 以人工拔除为主。

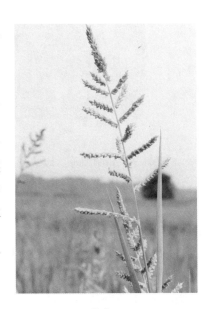

稗草

3）牛筋草。属禾本科一年生草本植物。别名蟋蟀草、油葫芦草等。

【1】生长发育规律 靠种子繁殖。一般4月中下旬出苗，5月上中旬进入发生高峰，9月上旬成熟。秋季成熟的种子在土壤中休眠3个多月，在0～1厘米深土层中发芽率高，在3厘米以上土层中不发芽。在20～40℃变温条件下发芽，恒温条件下不发芽。发芽还需要有光照，无光照情况下发芽不良。

【2】适用除草剂 以人工拔除为主。

4）狗尾草。属禾本科一年生草本植物。别名狗尾巴草、谷莠、莠草等。

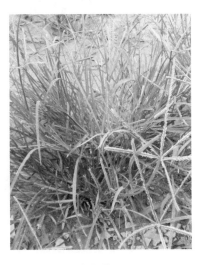

牛筋草

【1】生长发育规律 一年中4月中下旬出苗，5月下旬达发生高峰，9月上中旬还有一个发生高峰。一年可发生2代。发芽适宜温度为15～30℃，10℃也可以发芽，但发芽率低、出苗慢。土中的种子出苗深度为0～8厘米。秋季成熟的种子须经越冬休眠才能发芽。

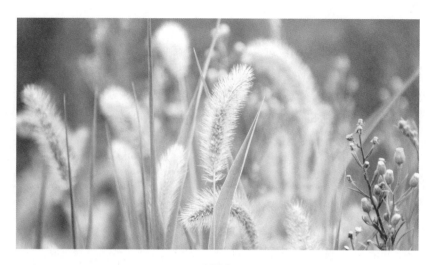

狗尾草

【2】适用除草剂　以人工拔除为主。

5）球穗扁莎草。属莎草科多年生草本植物。别名香附子、回头青。

【1】生长发育规律　常生于湿地或水边及旱地，地下茎入土很深，生活力、繁殖力都很强，较难铲除。尤其是地下根茎，最令人头痛。春季种子发芽，随后旺盛生长，夏秋开花结实。种子成熟后落地或随风、随作物种子进行传播，冬季地上部分枯死，但地下部分块茎仍有生命力，翌年春又重新抽芽生长。地下块茎还能够在地下串生新的块茎进行繁殖，给防除带来很多麻烦。

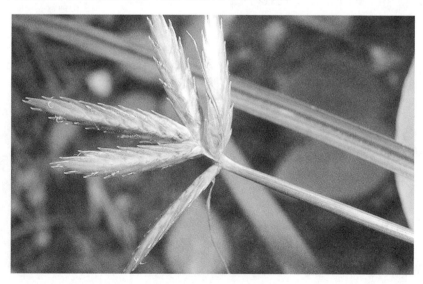

球穗扁莎草

【2】适用除草剂　以人工拔除为主。

6）碎米莎草。属莎草科一年生草本植物。别名三方草。

【1】生长发育规律　靠种子繁殖。常生长在湿润的农田、路旁、荒地。一般5

月中下旬至 6 月上旬出苗，7 月中旬至 8 月中旬生长最旺，9 月上旬至 10 月上旬开花结实，10 月中旬干枯。

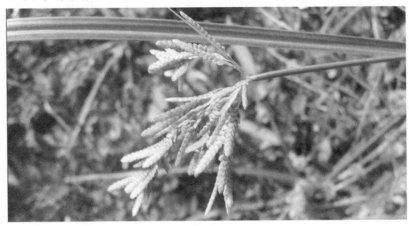

碎米莎草

【2】适用除草剂 以人工拔除为主。

7）异型莎草。属莎草科一年生草本植物。别名三角草、球花莎草。

【1】生长发育规律 靠种子繁殖。喜温暖湿润的环境，繁殖能力强。一般 5 月中下旬出苗，8 月下旬至 9 月上旬种子成熟，种子成熟后经 2～3 个月休眠即可发芽。

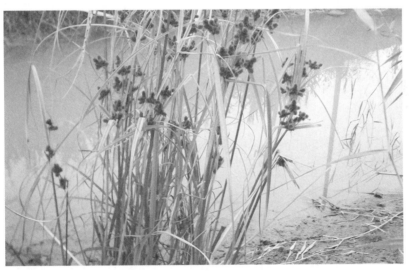

异型莎草

【2】适用除草剂 以人工拔除为主。

8）小飞蓬。属菊科一年生草本植物。别名小蓬草、小飞莲。

【1】生长发育规律 种子繁殖。小飞蓬的发生非常普遍，易形成大片群落。春季出苗生长，秋季开花结实。

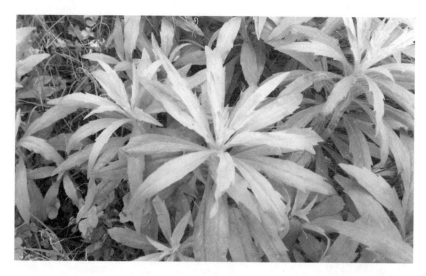

小飞蓬

【2】除草　以人工拔除为主。

9）小蓟。属菊科多年生草本植物。别名刺儿菜、刺角菜。

【1】生长发育规律　靠根芽繁殖居多，种子也可繁殖。喜生于腐殖质多的微酸性至中性土中，生活力、再生力很强。每个芽均可发育成新株，断根仍能成活。在田间易蔓延，形成群落后难以清除。根茎分布在地下，2～4月形成新的根茎，进行繁殖蔓延，7～9月进入开花期。

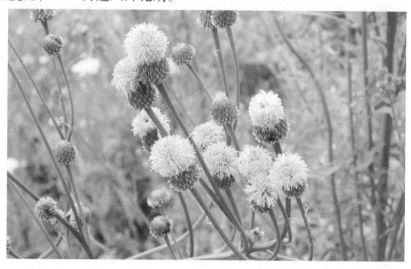

小蓟

【2】除草　以人工拔除为主。

10）小花鬼针草。属菊科一年生草本植物。别名鬼葛针。

【1】生长发育规律　靠种子繁殖。喜温暖湿润的环境。种子靠风吹或粘扎在人或动物的身上进行传播蔓延。春季出苗生长，9月开花，10月上中旬种子成熟。

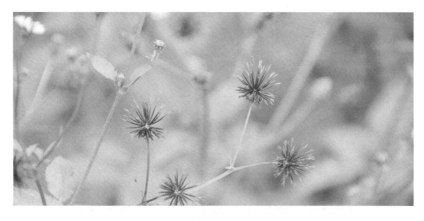

小花鬼针草

【2】除草 人工拔除为主。

11）荠菜。属十字花科越年生或一年生草本植物。别名荠荠菜。

【1】生长发育规律 靠种子繁殖。早春广泛生长于怀药田或其他作物田，繁殖能力强，极易形成群落。食用口味不错，常作野菜用。6月开花结子后枯死。

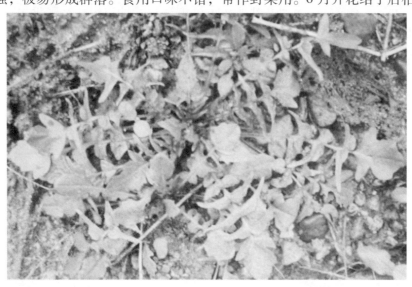

荠菜

【2】除草 人工拔除为主。

12）播娘蒿。属十字花科越年生或一年生草本植物。别名黄花草、米蒿。

【1】生长发育规律 靠种子繁殖。冬前或早春发生在怀药或其他作物田间，5月下旬开花结实，种子成熟后开裂，落入田中或混入作物种子中，进行传播蔓延。

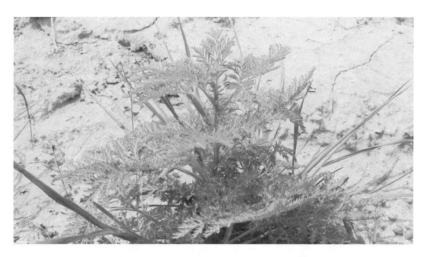

播娘蒿

【2】除草 人工拔除为主。

13）马齿苋。属马齿苋科一年生肉质草本植物。别名马齿菜、酱板菜等。

【1】生长发育规律 喜生长在肥沃湿润的农田、怀药田。夏季杂草，可食用。发芽适宜温度20～30℃，极耐干旱，繁殖力强，折断的茎入土仍可成活，拔除的植株若丢在田间，土壤稍有水分即可成活。一株可产种子数万粒。5月上旬出苗，5月下旬至8月中旬为旺盛生长期，9月中旬种子成熟。

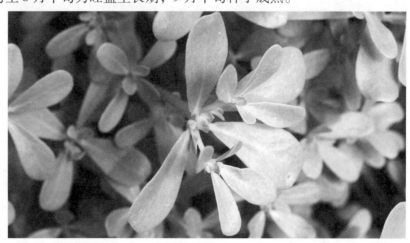

马齿苋

【2】除草 人工拔除为主。

14）小旋花。属旋花科多年生蔓生草本植物。别名打碗花。

【1】生长发育规律 在潮湿肥沃土壤中可成片生长，枝繁叶茂，夏秋季节在近地面的根上产生越冬芽。再生力很强，刈割地上部、切断根部，仍可发育成新的植株。

【2】除草 人工拔除为主。

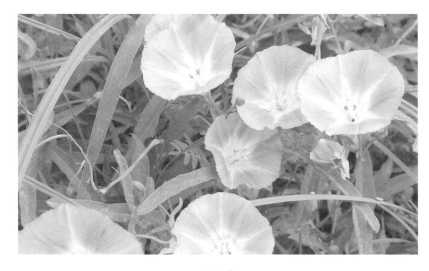

小旋花

15）藜。属藜科一年生草本植物。别名灰菜。

【1】生长发育规律　藜适应性很强，抗寒耐旱，发芽适宜温度 15～25℃，4月中旬开始出苗，9～10 月开花结实。每株可结籽 2 万粒左右，在土壤 4 厘米深处能发芽，土壤含水量 20%～30% 发芽率高。

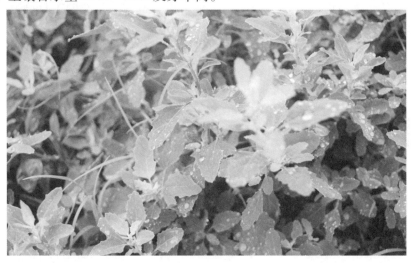

藜

【2】除草　人工拔除为主。

16）龙葵。属茄科一年生草本植物。别名野葡萄。

【1】生长发育规律　喜欢生长在肥沃的微酸性土壤中。5～6 月出苗，7～8 月开花，9～10 月果实成熟。成熟的果实落到土中，遇适宜的温度、湿度又长出新苗。

【2】除草　人工拔除为主。

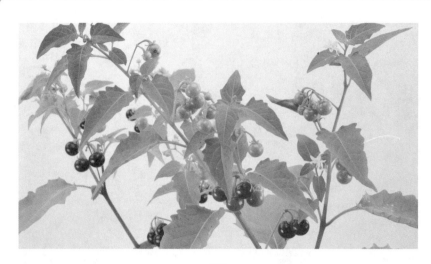

龙葵

17）葎草。属桑科一年生缠绕草本植物。别名拉拉藤、牵牛藤、涩萝秧等。

【1】生长发育规律　靠种子繁育。葎草的生长势特强，它的生长常盖过周围的一切杂草，易形成群落，喜温，耐寒，喜墒，耐旱，喜光，长势旺盛。4月出苗，夏季高温高湿时会形成压倒一切的生长态势，8月进入花期，10月果实成熟并落入土中。葎草满身的倒钩刺给人工除草带来很大的麻烦，人的手背接触后往往被刺出伤痕。

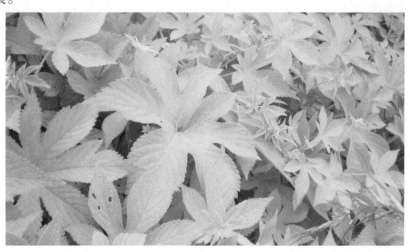

葎草

【2】除草　人工拔除为主。

18）铁苋菜。属大戟科一年生草本植物。

【1】生长发育规律　靠种子繁育。分布较普遍，各处作物田里都可发生。一般4月中旬出苗，8~9月开花结实，种子成熟后落到地里，表土0~3厘米深处的种子可出苗。种子数量很大。

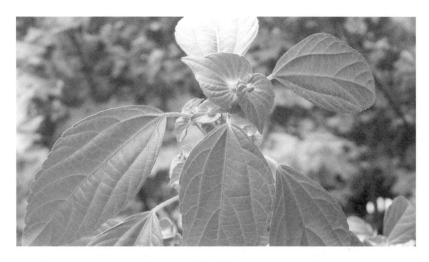

铁苋菜

【2】除草 人工拔除为主。

19）猪殃殃。属茜草科一年生草本植物。别名拉拉藤、杀麦珠等。

【1】生长发育规律 猪殃殃是普遍发生的杂草。秋冬季节陆续发生，严冬时停止生长，翌年春季出齐苗，并继续旺盛生长，其身上长的钩刺毛攀附着作物向上生长，超出作物与其争光、争肥水。5月中旬至6月上旬开花结实，种子成熟后落入土中或混入作物种子传播蔓延。

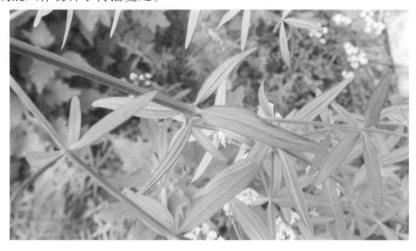

猪殃殃

【2】除草 人工拔除为主。

（2）杂草综合防除技术

1）农业防除。农业防除杂草主要包括轮作灭草、精选作物种子、使用腐熟的有机肥、合理密植等。

小提示　农业防除

（1）轮作灭草　不同的作物都有自己的伴生杂草，轮作可减轻杂草的危害。

（2）精选作物种子　杂草传播的途径之一是随作物种子传播，清除作物种子中的杂草种子，是一种经济有效的方法。

（3）施用腐熟的有机肥　有机肥中常带有杂草种子，经50～70℃高温堆沤处理，可闷死或烧死在肥料中的杂草种子。

（4）合理密植　以密控草，通常地上不长作物就会长草。

2）机械防除。机械防除杂草包括深耕、少耕与免耕、苗期中耕等。

小提示　机械防除

（1）深耕　不但能控制杂草种子的发芽，并能有效地铲除地下根茎。

（2）少耕与免耕　使杂草种子增加出苗的机会，当大部分杂草出土后，通过化学除草等方法集中防除。

（3）苗期中耕　可将一年生杂草消灭在结实之前，切断多年生杂草的地下根茎，使其长势逐步衰弱而死亡。

3）人工防除。人工防除杂草是最原始、最普遍、最无害的防除方法，至今仍被沿用。

4）生物防除。即利用禽、鱼、昆虫、菌类及植物异植克生性等生物防除技术防除杂草，既可减少除草剂对环境的污染，又有利于自然的生态平衡。

5）检疫防除。是植物检疫的重要组成部分，防止国家、省、地区之间危险性杂草的传播。

6）物理防除。通过利用各种塑料薄膜，如黑膜、涂有防草剂的药膜等覆盖作物，不仅能控制杂草危害，并能增温保墒，是一项重要的增产措施，正大面积推广应用。

（3）土壤处理技术

1）20%大惠利（敌草胺）。为选择性内吸传导型土壤处理剂。播后苗前，即杂草萌发出土前施药。每公顷用20%大惠利乳油3 000～4 500毫升，或50%大惠利可湿性粉剂1 500～2 250克，加水600～750升，均匀喷雾地表，对一年生禾本科杂草如旱稗、牛筋草、马唐、狗尾草等有较好的防除效果，对马齿苋、藜、繁缕、蓼等阔叶杂草也有一定的防效。使用时应注意在土壤湿润条件下，大惠利的除草效果好，如果土壤干燥应先浇水再施药，以提高防效。大惠利对已出土的杂草防效差，用药前对已出土的杂草应先拔除。

2）48%地乐胺。为选择性芽前土壤处理剂。播后苗前，即杂草出苗前用药，每公顷用25%恶草灵乳油1 500～2 250毫升，加水900升，均匀喷雾地表。施药后要混土3～5厘米深。能有效防除牛筋草、马唐、稗草、狗尾草、藜、马齿苋等一年生禾本科杂草及部分阔叶杂草。

3）25%恶草灵（农思它）。为选择性触杀型处理剂。播后苗前用药，每公顷用25%恶草灵乳油1 500～2 250毫升，加水900升，均匀喷雾土表，可以防除一年生禾本科杂草和阔叶杂草，如牛筋草、稗草、马唐、鳢肠、铁苋菜、蓼、苋、泽漆等。对石竹科杂草如繁缕等无效。使用时应注意：土壤湿润是药效发挥的关键。整地要细，喷雾要均匀。恶草灵对多年生杂草和块根类杂草防效差。

4）42%旱草灵。为选择性土壤处理剂。播后芽前用药，每公顷用42%旱草灵乳油1 050～1 800毫升，加水900～1 800升，均匀喷雾土表，可防除牛筋草、马唐、看麦娘、繁缕、苘麻、鳢肠等多种一年生杂草。使用时应注意：勿使药剂污染水源。

（4）茎叶处理技术

1）10.8%高效盖草能。为选择性内吸传导型茎叶处理剂。一年生禾本科杂草3～6叶期，每公顷用10.8%高效盖草能乳油300～450毫升，加水600～750升，均匀喷雾于杂草茎叶；多年生禾本科杂草，在生长旺盛期，每公顷用10.8%高效盖草能乳油600～750毫升，加水600～900升，均匀喷雾于杂草茎叶。可有效防除稗草、马唐、狗尾草、看麦娘等禾本科杂草，对阔叶杂草和莎草科杂草无效。使用时应注意：喷雾要均匀周到，并保证喷药后3个小时内无降水，以免影响药效。该药对禾本科作物敏感，切勿喷到邻近禾本科作物上，以免产生药害。

2）10%精稳杀得（氟草除、吡氟禾草灵）。为选择性内吸传导型茎叶处理剂。一年生禾本科杂草2～5叶期，每公顷用15%精稳杀得乳油450～900毫升，加水600～750升，均匀喷雾于杂草茎叶；多年生禾本科杂草，在生长旺期，每公顷用15%精稳杀得乳油1 200～1 800毫升，加水600～900升，均匀喷雾于杂草茎叶。能防除看麦娘、马唐、牛筋草、狗尾草等禾本科杂草，对阔叶杂草和莎草科杂草无效。使用时应注意：喷雾要均匀周到，切勿喷溅到禾本科作物上，以免造成药害。

十二、怀山药收获

怀山药是收获时间比较长的药食兼用作物，一般采收分两种情况：一是8月底至9月初以后，如果市场价格看好，即可根据市场需求情况，收刨出售。这时的山药，地上茎叶已现出衰败迹象，没有完全干枯，养分还没有全部集中于地下根茎，所以根茎还在继续膨大，这时收刨虽有些损失，但从经济效益来看，还是比较合算的。二是在正常情况下，则要等到霜降至立冬以后，下了严霜，地上部茎叶全部干枯，才能收刨。

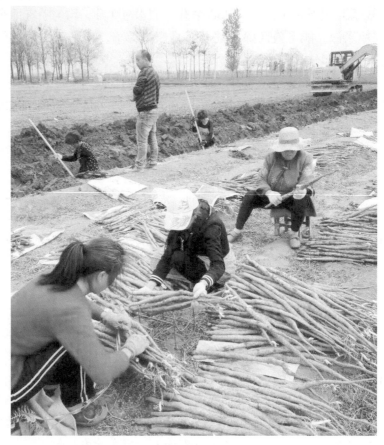

收刨山药

收刨前，可先将架材和地上茎蔓拔除，抖落零余子，清扫整理，除留作繁育种栽外，即可拿到市场出售。并且将架材和茎叶分开，剔除架材糟朽部分，捆紧保管，备翌年消毒后再用。因地上茎叶常常带有病菌、虫卵，所以一定要清扫干净，集中焚烧，消灭病虫害在这方面的源头。

收刨时，可以一次收刨完毕，集中储藏，分别出售和加工。也可以根据市场需求，随收刨随出售。有的药农在清扫地上部分以后，在地面上铺设地膜或者麦秸、干草等物保温，防止山药嘴子冻坏，直到翌年开春再收刨完毕，但如果土壤湿度过大，根据山药遇水受渍易坏的特点，就应在山药秧干枯以后立即全部收刨，妥为收藏，待机出售、加工。

收刨山药的方法，也是根据具体情况而定。如果是全部翻耕的地块，可在山药地的一头，紧靠山药开一深沟，一棵一棵地剔出芦头，下深，将山药周围的土剥离，慢慢提出。谚云："刨牛膝看条，刨山药看毛。"看毛，就在紧挨山药刨深过程中随时观察山药毛根变化，如果突然没有毛根了，说明已刨到接近山药下端，即可将山药毛根割断。用手握住山药中部，慢慢提出，平放地上。如果是机器（或人工）开沟宽行栽植，就从每行的一端开锨，先剔露芦头，再铲离其两侧的土，使山药头部裸露出来，用手握住根茎中部，轻轻提出，平放地上。

山药收刨后，可立即加工，也可略加晾晒，拣出受损伤较严重的山药，先行出售，其余可妥为收藏，待机出售。出售时，将山药芦头在变粗以下 2~4 厘米处掰下，在断面涂上石灰粉或代森锰锌，防止病菌感染，充分晾晒后储藏，待翌年开春栽种。

怀山药历来是鲜干两用的产品。作为鲜用，最重要的是如何常年保鲜，防止霉变，常年供应。作为干品，主要是加工成药材后，如何防霉腐、防虫蛀，保证任何时候都能满足防治疾病的需要。

收山药是一项很细致又很费力的活，既不能把山药挖断挖伤，又要挖尽，做到应收尽收。焦作市常年在 11 月上中旬地上部分植株大量枯黄时，开始大量收获。挖山药前先将地上支架和茎蔓一起拔起，并抖落茎蔓上的零余子收集起来，再开始挖地下的山药。一般从当年 8 月到翌年 4 月都有新刨的山药上市。山药种植户平常是按收获的时间不同分为夏收、秋收和春收。

（一）夏收

8 月上旬收获的山药，还没有完全成熟，所收获的新山药水分大，干物质率低，碳水化合物比 10 月下旬收获的山药少 10%。而且从土中挖起以后最怕太阳直晒，再加之 8 月的太阳光照还很厉害，山药一晒，其块茎就萎蔫，因此，一定要小心收获。最好是预先联系好市场和买主，做到随要随收，随收随卖。收获时，山药块茎上应多带些泥土防干保湿，以免失水萎蔫，降低质量。在收获后，也需注意保护，特别是在包装、运送的过程中要小心。可以将枝蔓围在山药四周或盖在上面，一次性送到收购点，切不可来回倒腾。收获时，细根不要去掉。越是早收的山药，细根越有活力。因此，不要去细根，而应将块茎连同细根泥土一齐上市，以便保证质量，不致因失水而下降。

另外，在 8~9 月高温期所提前收获的山药，可煮着吃，蒸着吃，也可以做拔丝山药、山药扣肉、红烧山药、蒜苗炒山药、罗汉排骨、喇嘛素糖醋三样等，但最好不要做山药元宵、山药饼、山药豆馅蒸糕、山药玉米油炸糕、扁豆山药粥、山药枸杞粥、山药豆沙包子、山药汤圆、山药泥和山药糊等。因为这时的山药，含水量大，干物质少，质地脆嫩，吃起来不太面，口味差。

（二）秋收

山药的秋收是传统普遍的收获，一般在 9 月下旬至 11 月进行。此时山药植株地上部分已渐枯萎，霜冻将至，应该在地上冻之前收获完毕。此期收获的山药应注意防冻。在初霜来临较早的北方，应在初霜前将山药收获完。

山药收获是先将支架和枯萎的枝蔓一起拔掉，接着抖落茎蔓上的零余子，并全部收集起来。再将绑在架中的架材抽出，整理好，消毒后进行储存，以备翌年使用。将拔起的枯萎茎蔓和地上的落叶残枝，全部清理干净，集中处理，以免茎蔓和残枝落叶所带病菌扩大感染，尤其是连茬种植的田块，更需谨慎行事，消除病原。

地面清理干净之后，开始挖沟收获山药。收获之前，将山药铲、箩筐、绳子、石灰等应该准备的工具用品全部备好。自家的小块山药地，可以选晴天，全家出动，一次收完，或是按计划收完。商品基地大面积栽培的山药，收获前应与收购单位、挂钩市场或外销部门联系好收购事宜，并准备好汽车和马车，以便收获作业开始后，人到车到，紧密联合，统一指挥，分工协作，各负其责。要按顺序一棵一棵地收，运输、包装、上车、下车等活动都应有条有理，井然有序，将山药的伤害和损失减少到最低程度。根据商家的要求，将若干根山药扎作一捆，或若干根山药装作一筐，一次到位。也可以将收获的山药直接储藏入窖，或就近上市。

在收获中，要特别注意保护山药嘴子，并正确地截下山药嘴子。山药嘴子一经切下，就应在断面沾好石灰粉或 70% 代森锰锌超微粉，及时进行杀菌消毒。

在山药收获适期，如果没有合适的客商配合收购，或是因为价格谈不拢，北纬 40°以南地区可以暂时不收，等待机会再说。收获长山药，是很费力且需要技巧的劳动，尤其在较为黏重的土地上收获，一个人一天只能挖 20 米长的沟，即使沙土地也不会超出 30 米。在收获适期，劳力不足时，也可以暂时不收，仍将山药留在田间，只是在冬前应用土将山药沟盖上。盖土应依地区的不同而采用不同的厚度。如在山东济宁一带，盖土厚度为 15 厘米左右。也可以盖上塑料薄膜，保护山药嘴子不被冻害。山药的食用部分，在地下 30 厘米以下的深土层内，一般是不会受冻害的，可以安全度过整个冬天。

块茎深入地下较长的山药品种，一开挖就应把深度挖够。比如，1 米深或 1.5 米深，60 厘米见方，空壕挖好后，才能根据山药块茎和须根生长的分布习性，挖掘山药。山药块茎在一般情况下都是与地面垂直向下生长的，不拐弯。所有的侧根则基本上和地面平行生长，而且，离地面越近，根越多，颜色愈深，根愈长。根据这些生长特点，挖掘时先将块茎前面和两侧的土取出，直到根的最尖端，但不能铲断茎背面和两侧的大部分须根，尤其是不能将顶端的嘴根铲下。一旦铲断嘴根，整个块茎则失去支撑，随时都有断裂成段和倒下的危险。因此，一直要等挖到根端后，才能自下而上铲掉块茎背面和两侧的须根。在铲到嘴根处时，用左手握住山药上部，右手将嘴根铲断。接着，左手往上一提，右手则要握好块茎中部，以免折断。挖上几根后就可掌握规律。

人工挖掘山药，使用山药铲进行作业，十分费力费工，壮劳力一天可挖 200 根。这也许是长期以来不少农户只种植百株山药的重要原因。水掘法虽然能提高 3~4 倍的效率，但只能在透水性和排水性较好的沙丘地上才能采用。采用这种方法，采收效率是提高了一些，可因注水收获却使沙土与块茎结合得更紧密了，本来翌年不准备深耕的地块也必须重耕，这就增大了翌年的种植难度。用水掘法收获的山药，块茎表面干净，因而很受用户的欢迎。但对山药来讲，带些土不易干裂，且容易保存，而且水掘法收获的山药块茎最怕暴露在阳光下。

从山药的品质考虑，晚收比早收好。即使是在叶片枯凋期再延后一些日子收获，也会使块茎更为充实，块茎表皮也会变得更硬一些，收获中的伤害会减少。如果在秋冬时节采收，天气寒冷，如果人力不足或者组织不好，山药易受冻害。如果要将山药用来加工山药汁和山药糊，或做切片处理时，则应该晚一些收获，如当地气候允许，最好在翌年春暖花开时收获。这时收获的山药，品质好，变味少，变色的也少。而早收的山药，却经常出现品质受损害的现象，比如山药肉变成褐黑色或褐色，且收获越早，褐变越多。

收获山药后，应尽量避开高温和日晒，即使是下午也要注意，收获后应立即盖土防晒，而且进行水洗和装箱等活动，均需选在温度较低的地方进行。因为温度越高变色越多，而在 5℃ 以下的低温环境下，山药很少变色。

（三）春收

山药的春收，是指在翌年 3~4 月的收获。依地区的不同，收获时间前后有一个月的差距，但最迟也不能影响春天的播种和定植作业。如果收获太迟（地温达到 10℃ 左右），山药块茎经过 5 个月的休眠，在湿度适宜的条件下就会萌发新芽。

春季收获的山药优点很多：首先，春天收获山药品质好。不仅营养好，风味好，加工产品质量更好，褐变非常少。夏收的山药不成熟，其优点只是提前收获，提前供应市场。所收获的山药只能食用，不能药用；只能熟食，不能加工。秋收的山药食用和药用皆宜，"灵气"已足，完全可以满足老年人一个冬春季山药食补的需要。因此，只要有市场，就应该在冬前一次性收获。特别是收购单位不要求生产者自己储藏的，生产者应在留下种薯后，将所收山药全部销售。如果市场销售不好，当地冬季又可以将山药留在田中越冬，就不要急于秋收或冬收。据我国和日本的一些山药加工部门反映，秋收的山药不如春收的好。好坏的标准是有无对加工产品影响最大的褐变的存在，春季收获的山药褐变少，或者没有。论营养，有关研究部门的测定表明，也多是春季收获的营养多。

春季收获的山药，更有利于山药的夏季储藏，可以一直供应到 8~9 月，接上新山药上市，使得一年四季都有山药出售，做到了均衡供应。因为山药冬季在田间储藏既不受损失，也不受损伤，其内容更充实，皮层更厚。等到春暖后收获，挖山药非常顺手和利索，山药既不容易折断，也不易伤皮。收获中，用手截下山药栽子时也不冻手，山药切面也容易沾上石灰粉进行消毒，因为这时山药中的含水量相对减少。此外，这时所收获山药的分类、装筐、运输、出售或储藏，也方便得多。

十三、储藏保鲜

怀山药的保鲜储藏，就是将刚收刨下来的新鲜山药稍加整理，先储藏起来，目的是保证有足够的鲜品常年供应市场。随着社会的发展，更多的人把它作为蔬菜常年食用，补充营养，延缓衰老，以求长寿。在怀山药产区，为适应这种需求，人们是把两"立"作为收刨山药的最佳季节：即"立冬"之前，抢在寒潮来临之前，将山药收刨储藏，陆续供应市场，保证到翌年 5～6 月有鲜山药上市；翌年"立春"之后，选择风和日暖的天气将山药收刨，采用特殊办法储藏，经夏季到秋季，保证供应到当年新山药上市，从而达到鲜山药的周年供应。

（一）保鲜储藏

怀山药在 10 月成熟以后，一直到翌年开春，在这长达 5～6 个月的时间里，都处于休眠期。在 10 月前后进入休眠初期，还没有完全停止生理活动，还在进行微弱缓慢的呼吸。在这种情况下，根茎富含的淀粉和糖类仍因不停的呼吸作用而不断地分别转化为糖和二氧化碳、水，在此转化过程中，同时放出热量，使温度升高。11 月以后，随着木栓的加厚，根茎的这种呼吸作用进一步变慢减弱，释放二氧化碳和水的作用进一步变小，产生热量的能力也随之变小。这种仅仅处于维持生理活动的休眠期的山药，只要温度、湿度适宜，就既不会因温度高、湿度小而使呼吸作用加快，也不会因温度低、湿度大而发霉变坏，这叫稳定休眠期，这是搞好冬季储藏的根据。也就是说，只要掌握好山药储藏的温度和湿度，就能够达到怀山药保鲜而不变坏的目的。

实验表明，在温度为 2～4℃时，怀山药会处于完全休眠状态，一切生理活动基本停止。温度过高，山药生理活动就会变得活跃，消耗养分；温度过低，山药就开始变软腐烂，发生异味，失去应用价值。安全储藏山药还有一个重要条件，就是其相对湿度必须保持在 80%～85%。湿度过大，山药根茎同样会生霉腐烂，失去或降低商品价值。但若湿度太小，储藏环境过于干燥，也会引起根茎内部水分过多地蒸发，呼吸作用加快，使温度增高，加快淀粉转化为糖的速度。不仅会引起不必要的养分消耗，也容易烧堆腐烂。

（二）冬季储藏方法

怀山药成熟后，于秋末冬初收刨下来的山药，除了立即出售和自家食用以外，将其储藏起来，陆续供应市场，直到翌年 4 ～ 5 月，这叫作冬季储藏，简称冬藏。冬藏的大部分时间正处在山药的休眠期，所以比较容易，可以就地取材，因地制宜。储藏方式也可以多种多样，下面介绍最常用的几种。

1. 室内堆藏

这是最简便、最适用的储藏方法，适用于栽培面积小、零星出售的农户。方法是选择室内靠墙角的地方，先在地上铺一层细沙土（秸秆也可），将山药按同一方向在上面放一层，然后铺一层细沙土（或秸秆），再放一层山药，依次摆放 1 米多高，最后在上面铺 10 厘米厚的湿沙土（或秸秆），并覆盖塑料薄膜。室内堆藏的优点是，可以避免冻害，方便管理，取用自由，便于零星出售。在储藏期间，要经常检查堆内温度，当温度降至 2℃ 以下时应增加保温措施，当温度超过 5℃ 时应适当通风降温。

2. 院内沟藏

选择院内适当的地方，按东西方向开挖宽 100 厘米、深 80 ～ 150 厘米的浅沟，长度可依山药的多少而定。沟挖好后，先在沟底铺一层细沙，然后横向，即与沟的方向垂直摆放一层山药（较细的山药可放两根）灌一层细沙，再排放一层山药，再灌一层细沙，直到距地面 10 厘米处覆盖细土或沙。如果储藏沟过长，可每隔 150 厘米竖一束玉米秆或其他秸秆，以利于通风散热。随着冬季气温的下降，陆续加厚盖土或秸秆保温，并且经常测量沟内温度，既要防止低温冻伤，又要防止高温烧沟。储藏沟的深浅要适宜，沟太深，储藏初期降温慢；沟太浅，山药易受冻害。沟也不能太宽，否则山药与土壤的接触面过小，不易散热。沙土要偏干，不能太湿。沟里摆放山药的总厚度不要超过 80 厘米，顶上土层厚度要在冻土层以下 5 厘米，以防山药受冻。这样储藏的山药一般可保存到翌年"惊蛰"前后。

挖储藏沟只是当年的临时措施，从长远考虑，也可在仓库内或其他固定地点下挖或上砌 100 厘米深的储藏沟，沟底铺 10 厘米厚的细沙土，然后一层山药一层沙地排放至沟沿 10 厘米处，再用细沙填至口平，这样也可储存 5 个月左右。当然，也要时时防冻、防发热。

3. 地窖藏

这种窖藏的方法很多，可以利用菜窖、红薯窖，也可以利用其他窖窨。建窖要选择适当的地方，挖深 100 ～ 150 厘米、宽 150 ～ 200 厘米、长 300 厘米以上的土窖，地面在窖窨四周垒 100 厘米左右的土墙，窖顶棚预制水泥板或木棍，预制板上铺厚 20 厘米以上的玉米秆或其他秸秆再覆土。与窖呈垂直方向摆放山药。内留人行道。关闭窖门后，经常测定窖内温度、湿度，发现异常，随时调节。这种半地下半地上（或全部地下）的窖式储藏，好处是可以随时进入窖内观察管理，而且储量大，存取方便。

在土壤黏重、质地坚固的地区，也可建挖井窖，还可利用红薯窖、菜窖，这种窖窟依坡建筑，坐南向北，北面开门，一经建成，即可多年使用。要搞好冬季储藏，还有以下几点需要强调注意：

首先，要严格掌握温度。山药的冬季储藏主要是防冻，虽然山药在0℃，甚至短时间 -4～-3℃ 低温也不会受冻害，但还是需要特别注意，一定要使温度始终保持在2～4℃，尤其是在"大雪"至"立春"，即使运到市场出售，也必须采取相应的防冻措施，因为山药一经受冻就会变软，产生异味，影响商品质量。要搞好冬藏，保持适宜的湿度也是不容忽视的。

其次，要实时收刨。就是要在"立冬"前后，气温降到 -3～0℃ 之前收刨结束。收刨过晚，一有冷冻现象，山药就会产生褐斑或引起褐变。因为山药一经收刨，就不能从土壤里获得水分和养分，需要靠消耗自身的营养维持生命活动。这就意味着在向衰败的方向发展，不仅促使根茎内的淀粉降解为还原糖，味道转甜，引起褐变，还会使山药抗性减弱，引起青霉菌、镰刀菌等腐生性强的病菌感染，扩大和加快腐烂。如遇天气骤冷，还会引起细胞间隙及细胞体结冰，形成冻害。所以，赶在上冻前收刨完毕是至关重要的。

最后，要剔除折断、破皮等带伤痕的山药。因为伤口外露的山药，极易造成感染和腐烂，最严重时会全窖腐坏。所以，入窖时要随时将受创伤的山药拣出出售或加工。入窖的山药最好是连同山药芦头一起整根储藏，如果必须折去山药芦头或部分带伤储藏的，要在温度较高、湿度较小的环境里风干，使伤口形成愈伤组织。如：在温度为30℃、相对湿度为55%的条件下，需要晾晒10天，使创伤处有几层木栓化。也可以在伤口涂抹石灰粉杀菌，但最好是将伤口在烧成暗红色的铁板上灼烧3～4秒后稍加晾晒。

（三）春季储藏

在第二年"立春"后收刨储藏的山药叫春季储藏，简称春藏。又因为这样储藏的山药有相当一部分要度过炎热的夏季，所以有人叫夏藏。春藏山药的方式比较单纯，只有一种方法——冷库储藏。因为春藏山药要经历春夏至秋，完全处于山药的萌发、生长乃至成熟阶段，而且又处于温度由低到高再到低的时期，稍有不慎，即使储藏温度仅提高0.5℃、温度略有变化，都会引起山药的呼吸作用加强，使碳水化合物、蛋白质和脂肪等营养成分过多、过快消耗而降低山药的营养成分和商品价值。这就大大增加了安全储藏的难度，好在现在有制冷设备，可以建立冷库，使山药的储藏温度始终保持在2～4℃（炎夏也不超过5℃），湿度保持在80%～90%，就可以保证山药的安全储藏。

　　焦作市种山药的农民，一般是深秋趁其他农活较少时，把山药挖出来储藏起来，然后根据市场需求和价格逐步投放市场。这样就能提高收益，同时也能保证市场不断有新鲜的山药供应。怀山药主要以秋天收获储藏为主。也有一部分是春天收获储存到新山药上市的。

思考与练习

一、论述题

　　1. 怎样种植才能保持怀山药的道地药性？

　　2. 怀山药无公害种植的关键技术有哪些？

二、案例分析

　　在一次武陟县新型农民培训班上，有一个山药种植户提出遇到的三个问题：①他种的山药每年都有分权现象，有的分两个，有的分三个、四个，卖不上价钱；②到7～8月杂草严重，由于山药已搭架，人工拔除困难，能否进行化学除草；③山药与哪些作物套种、与哪些作物轮作能取得最好的效益。请结合本模块所学内容进行分析，将以上三个问题给出正确的解决方案。

模　块　四
怀地黄无公害栽培技术

【学习目标】

1. 了解怀地黄特性。

2. 掌握怀地黄无公害种植技术，从品种选择、种植地选择、有机肥沤制腐熟利用做起。

3. 学会怀地黄栽培方法、田间管理技术，以及收获和储藏加工技术。为自己种植或指导周围农户种植奠定基础。

一、品种选择

怀地黄品种选育的来源据《温县卫生志》记载，清末时期，温县番田村李景寿自沁阳太行山小百顶以北老君洼的大月沟山坡上挖到一根健壮的野地黄，即地黄原种，后经过精心培养，和家地黄进行杂交，经多年提纯复壮而培养出了一些抗异性强、高产、优质品种。选育和种植地黄优良品种，是获得高效高收益的关键措施。有了好的品种，即使不增加肥料和水分，也可获得好的收成。经过种植户多年来对怀地黄栽培选育，目前已有很多品种，如小黑英、红薯王、邢疙瘩、四齿毛、大青英、北京1号、北京2号、金状元、新状元、白状元、85－5等，焦作市经过长期种植怀化比较，筛选出了一些在焦作地区适应性强、高产、优质的怀地黄栽培品种。下面介绍几个当前推广的主要地方栽培品种：

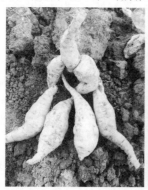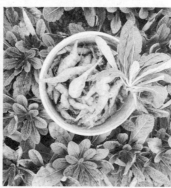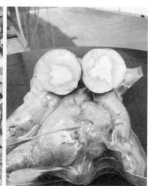

怀地黄

1. 怀地黄 1 号（金状元）

该品种系清末温县番田李景寿由野生地黄中选育而成。该品种植株肥大，株型较平展，叶片较平展。基生叶片宽而肥大，呈长椭圆形，齿状叶缘，叶基楔形，叶柄粗壮，叶面呈青绿色，皱缩泡状隆起。根茎块状，单株块状根茎少而大。商品价值高。地下根茎表皮、内层均呈柿黄色，分三层，外层色重，中层色淡，内层的髓呈放射状排列，色较暗，各层均有黄红色液泡分布，心白色，呈放射状，中心有黄红色液泡存在。该品种每亩产鲜地黄 2 000~3 000 千克，二等以上货比例较高，商品价值高。

2. 怀地黄 2 号

系沁阳市传统种植品种。该品种为半直立型植株，株型小，宜密植。叶阔圆形，齿状叶缘而较浅，楔形叶基，叶柄短细，叶面皱褶少而小，叶色较淡。地下芦头短而细，一般长 15 厘米左右。块根纺锤形。单株结块 4~5 个，块根多而小，皮色黄，肉质黄白色，抗病性强。一般亩产 2 300 千克以上。适用于果脯生产。

3. 怀地黄 3 号

原名 85-5，是温县农科所育种专家王乾琚以单县 151 为母本、金状元为父本杂交选育而成的高产优质地黄品种，是当前怀地黄产地的当家品种。该品种出苗早而整齐，地上部生长较快而旺盛紧凑。叶片略上举。叶阔卵圆形，深绿色，叶尖钝，楔形叶基波状叶缘，叶面皱褶多而较深，幼叶背紫红色。根茎纺锤形，芦头嘴短而粗，表皮黄白色带微红色，肉质淡黄色而细腻，芯呈不规则环状波。单株结块 2~3 个，块大。抗病性强。一般亩产鲜地黄 4 000 千克以上。经北京药检所检测，品质优于怀地黄 2 号。

4. 金九

温县农科所 2003 年以金状元为母本，9302 为父本，通过人工杂交选育而成。地上部植株前期匍匐，中后期半直立。叶片小而密，呈墨绿色，钝尖；叶脉清晰，叶面平展，叶缘有轻微波浪状，并有紫红色线条，叶柄粗短，叶背有紫红斑。抗寒性好，出苗早、齐而壮，整株清秀，可延迟收获 5~10 天。地下部根块呈纺锤形，一般为 3~5 个，芦头短，块根整体均匀、集中。鲜地黄含水量小，焙干率高，块根表皮为橘红色，芯白色呈菊花形放射状，芯到表皮间红色液泡较多。中抗轮纹病，高抗斑枯病，耐水渍。亩产怀地黄 4 000~4 500 千克。

5. 北京 1 号

北京 1 号系 1964~1966 年中国医科学院用新状元和武陟 1 号为亲本杂交而成。该品种株型小，整齐，适合密植。叶色深绿。地下根茎膨大较早，根茎生长集中，颜色较浅。特点是产量高，适应性广，抗斑枯病，但易感染花叶病毒病。倒栽产量高，亩产地黄 7 500~12 000 千克。繁殖系数大，芦头短，根茎生长集中，便于刨挖，平均每株结块 3~4 个，含水量和加工等级中等。耐寒，种栽越冬好，抗斑枯病较差，发生花叶病，耐瘠薄，适应性广，在一般土质上种植能获得较高的产量。

二、栽培技术

1. 地块选择

在栽培怀地黄时，要按土壤质地、土壤肥力、种植茬口和生育期的长短，选择适宜的种植品种。若茬口晚，生长期短，雨季来临较早，就要选择根茎膨大早的品种。若土壤贫瘠，宜用中产品种。若土壤肥力高，排灌方便，就要选用高产品种。若土壤较黏，就要选择适应性强的品种。灌排条件不太好的地块，就要选择抗渍、抗病性强的品种。

怀地黄性喜阳光充足、温暖而干燥的气候。喜土层深厚、土质疏松、通透条件良好、腐殖质含量高、地势高燥、灌排方便的中性或微碱性的沙质土壤，忌土质黏重，忌重茬。种一次怀地黄要间隔 7~8 年才能再种。忌前茬为芝麻、花生、棉花、油菜、豆类、白菜、萝卜和瓜类等作物，因为这些作物易发生线虫和红蜘蛛等病虫害。怀地黄喜肥，易选择肥沃的土壤或多施有机肥。在选地时除要考虑怀地黄的生物学特性外，还要根据国家药品监督局公布的《中药材生产质量管理规范》（GAP）的要求，选择中药材种植区域时应注意远离工矿企业等容易造成污染的地区，远离公路主要干道，对于大气存在严重污染及土壤、水质污染超标的地区不宜种植中药材，以保证中药材的产品符合 GAP 的要求。

2. 施足基肥

施基肥要结合深耕进行，在秋作物收获后，施入基肥，一般每亩施入充分腐熟的农家肥（堆肥、厩肥）5 方左右，另施入过磷酸钙 100 千克/亩，硫酸钾 50 千克/亩，均匀撒施。栽种麦茬地黄的地块，可在麦收后施足底肥，抓紧时间深耕细耙，平整做畦，然后栽种，墒情不足要补水。晚地黄要尽量早种，以利于提高产量。

3. 精细整地

施基肥后，深耕 25~30 厘米，让土壤越冬风化，以减少病虫越冬基数。翌年春季解冻后，要精细耙磨，做到上虚下实，起埂做畦。平畦一般 130~180 厘米，不宜太宽和太长，否则不利于浇灌，还易积水，造成根茎腐烂和病害严重。起垄一般垄面宽 40~50 厘米，垄沟深 30 厘米，长短因地而宜。

4. 适时栽植

焦作怀地黄种植区，年平均气温为 14.3℃。初霜期为 10 月 24 日，终霜期为 3 月 27 日，无霜期 210 天。日平均温度稳定通过 12℃的初日一般为 4 月 8 日，大于 80% 保证率的初日为 4 月 12 日，终日为 10 月 20 日，合计 188 天。而怀地黄大部分品种的生育期为 150~180 天。为了保证怀地黄有充足的光照时间来进行光合积累，确定怀地黄的播种期，一定要以怀地黄能够出苗的最低温和出苗后不受冻害为依据，能提前尽量提前。长期的经验证明，怀地黄的播种期以清明到谷雨为宜，即4月上中旬播种。地膜覆盖可于3月下旬播种。麦茬地黄可在麦收后及时整地，抓紧时间播种，也可提前催芽育苗移栽。麦茬地黄播期最迟不得超过6月15日，以保证一定的光合时间。同时麦茬地黄最好选用早熟品种，尽量使产量少受损失。

怀地黄在播种前，将种栽去头斩尾，然后截成3~6厘米长的小段，每段要有2~3个芽眼，然后在40%多菌灵500倍液中浸泡10分，晾干后准备下种。

在整理好的地块，按行距40~50厘米、株距25厘米左右，在垄上或畦中开3~5厘米的浅沟或浅穴，每穴放1~2段地黄种栽，每亩6000株左右，需地黄种栽30~40千克。栽种后盖细土与畦面齐平。墒情以土壤相对含水量60%为宜，即墒情播种。过于干旱会影响出苗，即使出苗也生长不良；墒情过大，又易烂种。因此，应浇好冬水或返青水，提前造墒，并保好墒待用。

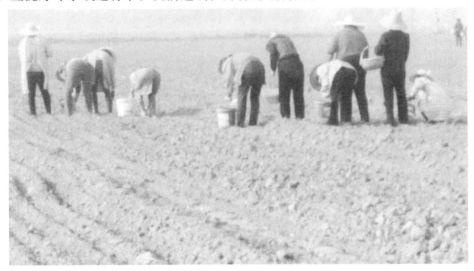

地黄大田种植

5. 育苗移栽

怀地黄育苗移栽是一项新的增产措施，具有延长生育期、节省种栽、生长整齐、结根茎早、产量高等优点，已在生产中普遍应用。

（1）育苗 早春3月初，选择背风向阳的地块作为育苗基地，建立育苗床。育苗床的大小要根据大田种植面积而定，一般种植一亩大田地黄，须用10~15千克根茎育苗。苗床采用斜面坡形，北高南低。一般采用两种建法：一种是北面用砖砌一道宽20厘米、高30厘米的墙，南面与地面平，两墙之间相距150~200厘米，长短随意。第二种方法是北面砌50厘米高的墙，南面砌20厘米高的墙，南北墙的高差仍为30厘米，墙距与前一种相同，长短依用苗量而定。或不砌砖，起出畦内土垒成北墙。墙砌好后，在苗床上整体挖出30厘米左右，起土全部运出苗床外。

苗床用 200 倍代森锰锌消毒后，再铺上 20 厘米厚经过消毒的掺有适量土杂肥和磷肥、二胺的细沙或细土，制作苗床，苗床要尽量整平，免得积水。然后将头年秋季收获的健壮无病虫害的怀地黄根茎中上部（或拐栽），截成 3.5 厘米长的小段，用 50 毫克/千克或 100 毫克/千克的生根粉溶液浸泡 30 分，捞出晾干后，平摆在苗床上，间距为 1~2 厘米，盖上 2 厘米厚经消毒的细土或细沙。然后在苗床上覆盖塑料薄膜，保持温度在 18~25℃，相对湿度 70%~85%。在温度、湿度适宜的条件下，第三天根茎先端芽眼开始萌动出乳白色的鳞芽。第七天乳白色的鳞芽可长到 2~3 厘米，并出现乳白色的叶片及由断面边缘长出 3~8 条根和许多幼芽。第十天，乳白色的鳞芽破土而出，经阳光照射后，很快变为绿色，生长加快。第十八天，有的嫩苗长到 7~8 厘米，8~12 片叶时，可第一次提芽（即将嫩苗茎从母株种茎上切下）栽培。以后每隔 7~8 天，当苗高 7 厘米左右时，即可进行第二次、第三次提芽移栽。栽培结束后，育苗床仍保留半月，以防缺苗时补苗用。

（2）移栽　育苗移栽的大田，一般采用高垄栽培。首先要选向阳、周围不种高秆作物的地块，每亩施土杂肥 5 000 千克、饼肥 50 千克、磷酸二铵 15 千克，均匀撒入地内，深耕细作，然后做垄。垄可做成两种形式：一种是垄面宽 50 厘米，可栽 3 行；另一种是垄面宽 30 厘米，可栽 2 行。垄两边留排水沟，排水沟宽 30 厘米、深 20 厘米。

整好垄后，提前 12 小时先将育苗床浇透水，以利于提苗时减少机械损伤。垄面则按行距 25 厘米、株距 18 厘米，挖 3 厘米深的穴，并往穴内浇水，等水渗下后立即栽苗。栽后 3 天要保持穴内土壤湿润，以利于生根生长。在地头垄旁还需栽一些苗，以备补苗用。剔去有蕾苗。还要及时查苗补缺，发现死苗，要立即补栽，尽量保证苗齐、苗匀、苗壮。

怀地黄育苗移栽苗成活后，整个生长期有几个突出变化。栽后 3 天，苗基部有乳白色突出物出现，随后继续长成长 1 厘米左右的嫩根。从栽后到 5 月中旬为蹲苗期，此期地黄苗基本维持原样，生长极缓慢，基部叶片发黄干缩。5 月下旬心叶继续长出，每株苗有 5~8 条根。6 月中旬最大叶片长出长 30 厘米、宽 15 厘米，根茎末端膨大，每株有 3~8 块，每块直径 1~2 厘米。7 月中旬以后，叶片生长缓慢，根茎生长加快，并明显膨大。9 月下旬，有 1/3 植株下部叶片发黄，根茎生长放缓。10 月初气温下降，约有 1/2 叶片发黄。10 月下旬，霜降后，叶片变成暗紫色，在背风向阳处，叶片仍有呈青绿色的。11 月中旬，叶片枯萎，根茎停止生长，进入收获期。

小提示　育苗移栽与传统栽培方法相比的几个优点

（1）品种退化明显减轻、生长整齐，长势旺。

（2）结根茎早。传统的种栽栽培，最初是靠吸收种栽的养分生长，待种栽的养分消耗完后，才结新根茎。而育苗移栽，苗长出新根后末端直接生长新根茎，且集中在植株周围，容易采收。

（3）免去了清墩操作。清墩是传统栽培方法中一项费工的措施。一般每块种栽都能长出几株至十几株苗，且时间快慢不一，只能留下一个健壮苗，其他都要拔出，如果不清墩会严重影响地黄产量。由于出苗不一致，因此出苗要进行好几次，既费工又费时。而育苗移栽不需要清墩，既节约劳力，又节省种栽。

（4）防止早蕾。用种栽种植的地块，有一部分越冬芽，越冬芽出土后，十几天就形成花蕾，开花，消耗大量养分，必须剪除。而育苗移栽时发现有花蕾的苗即已淘汰，可免去这道工序。

6. 地膜覆盖

地膜覆盖可以提高地温，保护墒情，提高产量和品质，在怀地黄的栽培中已得到广泛的应用。早春地黄地膜覆盖，能提前一个月出苗，延长了地黄的光合作用时间，使苗齐、苗壮、产量高。若早春地膜覆盖夏地黄种苗，麦收后栽植，使种栽和地黄产品在一年内完成，并获得较高的产量。地膜覆盖的地黄，三等以上品级占75%，而露地栽培的地黄以四等、五等为主。

于上年秋季或早春，将施足底肥、深耕细耙、平整好的地块，南北向做高畦，一沟一畦宽90厘米，畦面宽45厘米，沟深20厘米。干旱的冬季要进行冬灌，以保证墒情，冻融土壤，降低病虫越冬基数。3月下旬，将70~80厘米宽幅的塑料薄膜，顺畦铺盖畦面及畦侧，下缘用土压严，然后用压穴板破膜压穴，将地黄栽子直立压入穴中，用细土盖穴，将膜孔与畦面压平。或者先开浅沟或浅穴，将怀地黄种栽种植在畦面上，然后覆地膜。

用压穴板破膜种植的，待地黄出苗后个别幼苗伸向膜下时，用手将苗引出膜孔。先种后覆膜的地块，可在地黄出苗后，用刀片或手指破膜将苗引出膜外，再压好膜孔。及时除草，6月、7月、9月、10月各浇水1次，沟水不宜漫过畦面。收获前割去地黄苗，撤出地膜。

7. 间作套种

怀地黄的栽植期较晚，出苗期较长，苗期生长缓慢，以长叶为主。根据这些特点，可以考虑前期套种一些作物，以提高单位面积的经济效益。如套种越冬甘蓝、花菜、菠菜、洋葱、蚕豆、红小豆、短蔓四季豆等作物。还可套种一些早熟鲜玉米、早春马铃薯等。

间作套种方法，应根据怀地黄喜光、怕渍的特性，本着统筹兼顾、立体用光原则，怀地黄种在高处（田埂上），其他作物在底处（即畦或沟中）。间作的作物密度不能太大，一般间作蚕豆穴距为 30 厘米，四季豆穴距为 60 厘米，土豆和洋葱可只种 1 行，菠菜在地黄种植时最好收获完毕。套种玉米则 2 畦（埂）地黄种 1 行玉米，穴距 60～90 厘米，每穴留 2 株，玉米密度为每公顷 12 000～15 000 株。只要间作套种的作物生育期、种植密度合理，管理跟得上，一般不会影响怀地黄的产量，或很少影响。

8. 田间管理

怀地黄从春季栽植到冬季收获，在田间生长时间一二百天，搞好田间管理是决定产量、品质的关键。

（1）幼苗期管理　怀地黄幼苗期为 4 月初至 6 月初，即从播种到棵径 10 厘米。在这个时期，植株生长量小，需肥需水少，但此期是怀地黄产量三因素中前两个因素的决定期，即决定着单位面积的株数和单株单位面积的根茎数。因此，要重视此期的田间管理。

1）保苗期管理。怀地黄单位面积株数是高产的基础，因此，怀地黄一经播种保全苗即是一项关键的措施。为了保证苗全苗壮，在高标准种植的基础上，首先要保好墒。春季风多、空气干燥，散墒快，播种覆土后要细耙压实，并用塑料薄膜或作物秸秆覆盖畦面，待出苗后撤去。其次要及早查苗补缺。适期播种的怀地黄种栽，一般播后 15～20 天出齐苗。发现大面积缺苗时，要查找原因，若墒情适宜，到了该发芽的时间而没发芽萌动，可能是种栽有问题，要抓紧毁种；若因种得太深而影响出苗的，要清出多余的盖土；若是缺墒造成只发芽不伸长的，要及时补墒，补墒不能够大水漫灌，以免降低地温，最好是喷灌和渗灌。总之，要因地制宜，千方百计保证齐苗、全苗。

2）间苗定苗。苗出齐后，要结合中耕除草，剔除杂株。出苗后 20 天左右，当苗高 8～10 厘米时，开始间苗，间苗要去杂去小，拔出过多的幼苗，每穴留 1～2 株。遇有缺苗，应选阴天及时补栽，补栽苗要带土起苗，栽后成活率较高。出苗后 30 天左右，苗高 12 厘米左右时，就要及时定苗，定苗不能往后推，因为苗荒苗甚于草荒苗。定苗要慎重，留长势旺的优质壮苗，去杂株劣质苗，每穴留 1 株。

3）追肥。怀地黄出苗后 1 个月开始形成大量的肉质根茎，此期需肥量虽小，但对肥料非常敏感，特别是氮肥。虽然已经施足了底肥，但由于根系还不够庞大，吸收能力和吸收范围有限，因此，还要追施一些速效氮肥。第一次追肥在齐苗后 15～20 天，第二次追肥在第一次追肥后 20～30 天进行。第三次追肥应根据苗的生长强弱而定。追肥量以每次每公顷施用 1 500～2 250 千克或尿素 45～75 千克为宜。

人粪尿要稀释 5 ～ 10 倍，尿素要稀释 500 倍泼浇。

4）中耕除草。怀地黄的根系分布较浅，中耕次数不宜过多，过多会因损伤根系而造成减产。早春低温低湿，怀地黄刚出苗时浅中耕，不仅可以除去杂草减少消耗，还可以保墒增温，破除土壤板结，改善根部生长环境，促进根系生长发育。幼苗期中耕可进行 1 ～ 2 次。中耕要早、细、浅。早，即地黄刚出苗看着垄即可中耕，这样破板后可使部分顶土困难的苗及时出土。细，即精细中耕，不见坷垃，尤其是在干旱情况下，可以提墒保墒，这样既可以促根下扎，也可以减少串皮根的发生。

（2）盘根期管理　怀地黄幼苗期过后，即进入盘根期，时间从 6 月初到 7 月中旬，40 多天。这一时期为地上部旺盛生长期，棵径由幼苗期的 10 厘米到 45 厘米左右，达到生长期最大值，整个根系也达到最大值，并且根茎开始膨大。此期田间管理目标，不仅要促进地上部生长，还要促进养分向根茎转化，达到壮而不旺，避免出现地黄棵不小而根茎不大的现象。

1）除串皮苗。从主苗向地表浅层横向匍匐生长的根茎长出的幼苗叫作串皮苗。正常生长的地黄串皮苗很少，待生长环境异常或根系遭到破坏或劣根品种，就会产生过多的串皮苗。串皮苗只会消耗养分，影响根茎膨大，没有任何经济价值，所以要及时拔出。拔出串皮苗要连串皮根一起拔出，不要掀动 3 厘米以下的土层，否则串皮苗会越拔越多。

2）摘蕾除草。怀地黄大田的花蕾没有任何经济价值，要及时摘除，不要待开过花后再除，那样养分已经消耗。开过花的植株，地下根茎很小，甚至无根茎。

盘根期正值高温高湿季节，杂草长势也很旺，又不能够除草。只能进行人工除草。人工拔草又是一项非常繁重的工作，在做好田间试验的基础上，可选择一些双子叶植物田间施用的除草剂进行化学除草，以减轻劳动强度。化学除草参见怀山药有关部分。尽量靠人除草，以减少化学物质存量，减轻污染。

3）合理施肥浇水。盘根期地黄植株生长量增多，需水肥量也增多，因此要满足怀地黄生长的需要，就要进行合理的肥水调配。

盘根期降水量增加，但蒸发量也加大。浇水要看天、看地、看苗情。若土壤相对含水量低于 60%，近几天又无雨，地黄苗中午已出现萎蔫时，要及时浇水。浇水切忌大水漫灌，结合浇水每公顷施磷酸二氢钾 45 ～ 75 千克。磷酸二氢钾可溶解成溶液顺水冲，也可撒到地上，严禁溅到地黄叶上，施后浇水。整个盘根期，可追施磷酸二氢钾 2 次。雨后或浇水后有积水应及时排出。

（3）根茎膨大期管理　怀地黄盘根期结束，即进入根茎膨大期，时间为 7 月中旬至 9 月上中旬。此期地上部分的生长由快逐渐变慢，9 月中旬停止生长，地下根茎的膨大则由慢变快。此期间管理的目标是长期稳定保持最大的光合强度，以制造营养物质满足根茎膨大，减缓叶片衰老的速度，延长光合时间，争取获得最大的光合产物——怀地黄根茎的产量。

1) 及时浇水施肥。怀地黄根茎膨大期，根系吸收能力已不够强大，所以要保持叶片不早衰就要保持根系不早衰。怀地黄的根系最怕水渍，通气不良会造成怀地黄的根系早衰。因此土壤不能旱也不能太湿，应保持土壤相对含水量60%～70%。旱要浇，涝要排，并搞好病虫害防治，保持叶片不早衰，使植株有一定的光合面积和光合时间。

2) 搞好根外追肥。怀地黄根茎膨大期，根系吸肥力衰退。为了保证叶片不早衰，就要搞好根外追肥。每隔7～10天喷一次0.2%的磷酸二氢钾溶液900千克/公顷。叶片发黄时，表示土壤缺氮，可在磷酸二氢钾溶液中加尿素15千克混合后喷洒，连喷2～3次。

三、病虫草害及其防治

1. 病害及其防治

怀地黄在生产中出现的病虫草害主要有斑枯病、轮斑病、枯萎病和疫病、病毒病等；地老虎、甜菜夜蛾、红蜘蛛、潜叶蝇、棉铃虫等。下面着重介绍危害症状、危害特点及防治措施。

（1）轮纹病　地黄轮纹病是地黄栽培种的常见病，叶片受害后，影响光合作用，降低产量和品质。

1) 症状。地黄轮纹病主要危害地黄叶片，一般基部叶片发病初为淡黄褐色，圆形、方形或呈不规则形，无轮纹，边缘清晰。后期呈暗灰色，中央略呈褐色或紫褐色，病斑上有明显的同心轮纹故称轮纹病，上生细小黑点，即为病菌的分生孢子器。后期病斑易破碎，病斑连片时，导致叶缘上卷，整株枯死。

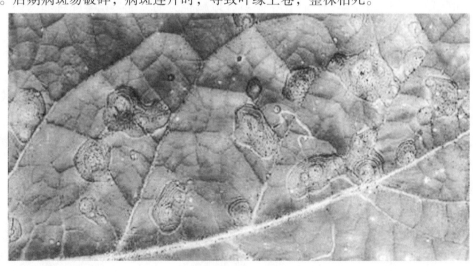

地黄轮纹病

2）病原。地黄轮纹病的病原是地黄壳二孢，属半知门真菌。分生孢子器圆形，最初埋在叶面，后突破壳表皮外露，器壁浅褐色，膜质。分生孢子无色透明，圆柱形或略弯，两端较圆，具一隔膜，隔膜处稍缢缩或无。

3）发病规律。地黄轮纹病的病菌以分生孢子器随病残体在土壤中越冬。第二年温度、湿度条件适宜，产生分生孢子进行初侵染和再侵染。一般在5月上旬开始发病，6月进入发病盛期，7月中旬后逐渐减少。湿度大发病重，氮肥偏多发病重。

4）防治方法。①农业防治。地黄收获后及时清洁田园，病残体集中烧毁或深埋。增施磷、钾肥，雨后及时疏沟排水，防止地面湿气滞留。对田间发现的病叶要及早摘除。②药剂防治。发病初期喷洒70%代森锰锌可湿性粉剂500倍液，隔7～10天喷一次，连喷2～3次。

（2）枯萎病

1）症状。怀地黄枯萎病和疫病在发病症状上有相似之处，但也有一定的差异，相同之处都表现为怀地黄地上部叶片枯萎，进而引起成片蔓延，造成植株死亡。不同之处在于枯萎病发病后地下部的须根或块茎均有变褐腐烂的现象，而疫病在发病初期，病株基部叶片上先从叶缘形成半圆形、水渍状病斑，茎基腐烂，导致整株萎蔫。在大田中两种病害常混合发生。

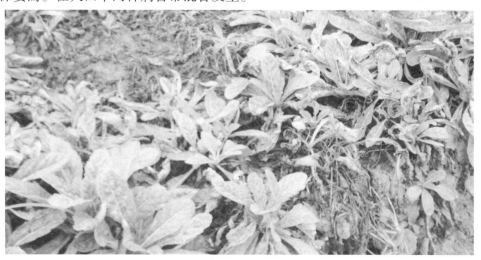

地黄枯萎病

2）发病规律。以上两种病害在6月中旬可见零星病株，湿度适宜时很快蔓延，尤其在连阴雨天气有利于病害的发生。7～8月为发病盛期，地势低洼积水，大水漫灌的田块，发病严重，有时甚至因此造成怀地黄绝收。

3）防治措施。怀地黄枯萎病是怀地黄生产中发病较重，危害严重的病害，其防治措施单靠化学药剂防治难以完全控制此病的发生发展，必须坚持以农业防治为主的综合防治措施：①起垄种植。增加田间的通风、透光、透气性，及时排涝，防止水淹。②防止田间积水。严格控制土壤的湿度，特别是 6～8 月，即二伏前严禁大水漫灌，尽量不要中午高温时浇水，挖好排水沟渠，防止雨季田间积水。③生物防治。发病初期用多抗霉素对水喷雾。④化学防治。播种时用 50% 福美双可湿性粉剂每亩 5～6 千克进行土壤处理。在发病初期用 50% 敌克松 500 倍液喷淋，间隔7～10 天喷一次，连喷 2～3 次。

（3）地黄疫病

1）症状。怀地黄疫病在地黄生产中发生很普遍，对地黄产量影响很大。发生初期只是近地面的根茎处出现腐烂，病部组织由黄色变褐色，逐渐向地上部扩展，在其外缘叶片的叶柄上会见到水渍状褐斑，并迅速向心部蔓延，叶柄很快腐烂，叶片萎蔫。湿度大时，病部产生白色棉絮状菌丝体，随着病情的扩展，离地面较远的根茎出现干腐。严重的地块点片整株腐烂，只剩褐色表皮和木质部，细根干腐脱落。田间发生是整片或点片整株干死。

2）发病规律。怀地黄疫病的恶疫霉菌以菌丝体和卵孢子随病残体组织遗留在土中越冬。第二年在温度适宜情况下，菌丝或卵孢子遇水产生孢子囊和游动孢子，通过灌溉或雨水传播到地黄上萌发芽管，产生附着器和侵入丝穿透表皮进入寄主体内。遇到高温高湿条件，2～3 天出现病斑，病斑上又产生大量孢子囊，借风雨或灌溉水传播蔓延，能多次重复侵染。孢子囊释放出游动孢子，在叶面上静止 2 小时后萌发或孢子囊直接萌发出芽管，开始从气孔伸出菌丝。再从气孔或在叶面上扩展蔓延，经几天潜育即表现症状。地黄疫病的发生蔓延与当年雨季到来迟早、气温高低、雨量大小、持续时间长短有关。一般进入雨季开始发病，遇大暴雨迅速扩展蔓延或造成大流行。发病早、气温高的年份病害重，连作田病害重，平畦栽培病害重，黏土地、氮肥多、长期大水漫灌、浇水次数多、水量大发病重。在同一块地里，地势低洼的地方发病重。

3）防治方法。①轮作。实行 6 年以上轮作，忌连茬。②采用高畦栽培。精细整地，不要出现高低不平，及早修好排水沟，避免田间积水。③加强肥水管理。施用酵素菌沤制的堆肥，实施平衡配方施肥，增施磷、钾肥，适当控制氮肥。提倡节水灌溉，使用微滴灌和喷灌，禁止大水漫灌。下雨时及时排水，禁止田间积水。发现病株立即拔除，带到田外处理。并在病株周围撒生石灰消毒。④药剂防治。发现零星病株后，及时喷洒 72% 霜脲锰锌（克抗灵）可湿性粉剂 800 倍液，或 72% 杜邦克露 800～1 000 倍液，或 70% 乙膦·锰锌可湿性粉剂 500 倍液，每亩喷用药液30 千克，隔 7～10 天喷一次，连喷 2～3 次。

（4）地黄斑枯病

1）症状。地黄叶上初期病斑为黄绿色斑点，后扩大呈黄褐色较大病斑，边缘不清晰，圆形或不规则形，无同心轮纹。严重时病斑汇合，叶折卷，病斑上生许多小黑点，为病原菌的分生孢子器。

2）发病规律。该病以分生孢子器在病残体上或土壤中越冬。翌年温度适宜时产生分生孢子为初侵染源。高温高湿有利于病害发生，7~8 月为发病盛期。积水地块、重茬地、生长不良的地块发病重。

3）防治方法。①农业防治。地黄收获后及时清洁田园，集中病残体进行处理。加强田间管理，培育健壮植株。雨季及时排水，防止湿气滞留。实行 6 年以上轮作，不施未充分腐熟的有机肥。②药剂防治。发病初期喷洒 50% 甲基硫菌灵可湿性粉剂 600~800 倍液，或 50% 苯菌灵可湿性粉剂 1 000 倍液。

（5）病毒病 怀地黄病毒病种类较多，最常见的是花叶病毒病，每年都有不同程度发生，常可引起地黄品种退化，根茎逐年变小，产量下降。

1）症状。发病叶面上产生圆形、多角形或不规则黄白相间斑点或斑块，因受叶片叶脉限制而呈多角形或不规则皱缩，正常绿色部分形成黄绿相间的花叶黄斑。嫩叶皱缩畸形，翻卷不平，植株矮小，根茎不能膨大。

2）发病规律。6 月初开始发病，7~8 月气温较高，此病转入盛期，进入 9 月以后，由于气温逐渐降低，病株率和病叶率也随之升高。

3）防治方法。①农业防治。繁殖使用无病种苗，采用种子或茎尖脱毒快繁技术，培养无病毒种苗，并在生产过程中注意防治幼苗的再感染。通过杂交育种，选育抗病毒品种，加强田间管理，增施有机肥，促进植株健壮，增强抗病毒能力。及时防治蚜虫、叶蝉等传播病毒的昆虫，减少传播病毒的机会。发现病株及早拔除，并带出田外集中销毁。②药剂防治。发病初期喷洒 1.5% 植病灵乳剂 700 倍液，或 83 增抗剂 100 倍液。隔 10 天左右喷 1 次，连喷 2~3 次。

（6）地黄线虫病

1）症状。怀地黄线虫病主要危害地黄的根茎部。发生较普遍，危害较重地黄受害后，植株明显矮小，叶片变黄，生长瘦弱，早期枯萎。病株地下部须根丛生，根上附有许多细小黄白色颗粒，为线虫的雌虫及其形成的孢囊，发生后严重影响地黄正常生长，根茎不能膨大。

2）发病规律。线虫常以孢囊、卵和 2 龄幼虫在地黄种栽上或土壤中越冬。翌年 5 月上旬地黄出苗时，2 龄幼虫破壳而出，侵入根茎组织在皮层中发育，经过 4 个龄期发育为成虫。线虫在田间传播，主要通过田间作业的人、畜或带有孢囊线虫的土壤、排灌流水和施入未腐熟的有机肥而传播。带有线虫的种栽是远距离传播的主要途径。环境条件和耕作制度影响线虫增殖速度和存活，进而影响线虫的数量和发病程度。地黄孢囊线虫的发育适宜温度为 17~28℃，完成 1 代只需 27 天，1 年发生 5~6 代。6 月中旬出现第一次成虫高峰，以后到 10 月初可连续出现 5 次 2~3 龄幼虫高峰，世代重叠。

通气良好的沙壤土适合线虫的生长发育。田间湿度大时，卵和幼虫的生命力急剧下降。土壤黏重发病轻。连作田发病重。据试验轮作田发病轻。

3）防治方法。①轮作。与禾本科作物实行6年以上轮作。②选留无病种栽。收获或倒栽时将病残株集中处理，尤其是老母附近的细根更要深埋或烧毁。采用倒栽法留种，不用收获后拣剩下的小细地黄作种栽。③土壤处理。在播种前15～20天用阿维菌素3 000倍液均匀撒到地面，然后翻耕到20厘米深处，效果很好。④选用抗线虫病品种。地黄中早熟品种小黑英、北京3号等因地下根茎膨大迅速，须根较少，线虫侵入机会少，表现抗病。金状元等晚熟品种则最易感。⑤种栽处理。种栽用45℃温水浸泡15分。

2. 虫害及防治

（1）地老虎

1）危害状。1～3龄幼虫多在怀地黄心叶处取食，咬成针孔状，高龄幼虫常咬断叶柄或茎基，造成整个植株死亡。

2）形态特征。幼虫体长37～50毫米，黄褐色到暗褐色，背残明显，体表粗糙，臀板深褐色，有对称的两条深褐色纵带。成虫是一种黑褐色的蛾子。

3）发生规律。此虫主要在怀地黄苗期（5～6月）危害严重，常造成缺苗断垄的现象，低龄幼虫取食怀地黄嫩叶，3龄以上幼虫夜晚危害，白天潜伏在被害株附近的土层中。

4）防治措施。①搞好测报。4月中旬至5月下旬，设置黑光灯或者糖醋液诱蛾器，每天观察诱蛾量，确定发蛾盛期，高峰期后20～25天，即为2～3龄幼虫盛期，此时即防治适期，百株怀地黄有幼虫1～2头即应抓紧防治。②搞好农业防治。早春清除田间地头杂草，防止地老虎成虫产卵；5～6月为地老虎危害期，每日清晨在田间进行检查，发现植株被害时立即在其附近挖杀幼虫。③诱杀成虫。采用黑光灯或糖醋液诱杀成虫，或傍晚在田间各隔一定距离放一片泡桐树叶诱集幼虫，早晨翻开泡桐叶进行捕杀。④化学防治。用5%高效氯氰菊酯1 000倍液，于傍晚喷洒地表。

（2）甜菜夜蛾

1）危害状。初孵幼虫群居，3龄以后进入暴食期，常将叶片咬成空洞状，严重时，仅剩下叶脉。

2）形态特征。幼虫体色以黑褐色、土灰色、青绿色为主。体型较小。腹部气门下线有明显的黄白色纵带。各气门节气门后上方具有一个明显的白点。

3）发生规律。在怀地黄田，一般6月下旬开始出现低龄幼虫危害，但8～9月危害最为严重，此虫有假死性，田间稍有动静，会掉落在土壤中。

4）防治措施。①农业防治。及时清除杂草，消灭杂草上的低龄幼虫。②诱杀防治。采用黑光灯诱杀成虫，各代成虫盛发期可用杨树枝条捆扎成把诱蛾，消灭成虫。③人工防治。人工捕杀幼虫。④生物防治。在低龄幼虫发生期，用50%高效氯氰菊酯1 000～1 500倍液喷洒，或用5%阿维菌素2 000～3 000倍液叶面喷洒。

（3）红蜘蛛

1）危害状。此害虫取食怀地黄叶肉，叶片皱缩卷曲，严重时叶面成白色网状，叶背面有红色点状物（红蜘蛛虫体）。

2）发生规律。5月田间开始出现危害，6月上旬结束危害。

3）防治措施。用无公害农药阿维菌素2 000～3 000倍液，叶面喷洒。

3. 地黄杂草防除

（参考山药杂草防除）

四、收获、加工

1. 根茎采收

怀地黄的收刨要适时，过早过晚都影响地黄的药性。王旻在《山居录》中说："本草以二月、八月采根，殊未穷物性。八月残叶犹在，叶中精气，未尽归根；二月新苗已生，根中精气已滋于叶，不如正月、九月采者殊好，又与蒸曝相宜。"但因栽种的时间不同，收刨的时间也不能一样。在正常情况下，早地黄在栽种当年10月，地上部分叶心封顶，停止生长，根进入休眠期，嫩的地黄变成红黄色，叶逐渐枯黄，茎发干萎缩，即可开始采收。如果行情看好，也可在8月中下旬收刨加工出售，但地黄的品质会受一定的影响。晚地黄（麦收后栽种的）则到10月底11月初才可采收。

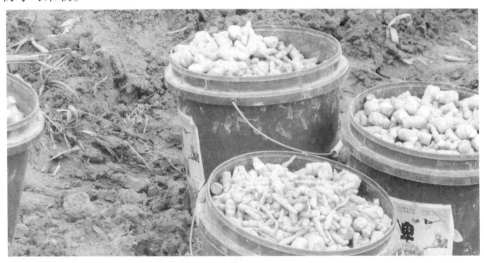

怀地黄收获

采收地黄的方法：先在地黄的一端用锄或锨开一条25厘米深的沟，将地上部分铲去，用脚踩在沟底，再逐行挖出地黄。挖刨时要小心、细致，做到不丢、不折、不损伤，晾晒后剥去泥土，运回去大小分开，即可上焙加工。有时，因故要等到第二年开春挖刨时，一定要在温度10℃之前进行。

地黄全株可入药，但目前产区只注意收刨根茎，丢弃叶、花、果实，实在可惜。

2. 地黄叶采收

地黄叶可治"恶疮，手、足癣，眼疾"，是一味很有效的中药。《千金方》记载："恶疮似癞者，地黄叶捣烂日涂，盐汤先洗。"《抱朴子》："韩子治用地黄苗喂五十岁老马，生三驹，有一百三十岁乃死也。"在《山居录》中，王旻还说："地黄嫩苗，摘其旁叶做菜，甚益人。"所以，在地黄生长后期，即10月中下旬，选健壮植株可摘取部分叶片，阴干入药。

3. 地黄花的采收

据《本草纲目》记载："地黄花为末服食，功同地黄。"《圣惠方》还载一方："内降青育，风赤生翳，及睛坠日久，瞳损失明。地黄花晒，黑豆花晒，槐花晒，各一两，为末。猪肝一具，同以水二斗，煮至上有凝脂，瓶收，每点小许，日三四次。"可在春季花期，选择晴天，结合摘蕾作业，将花及花蕾采收，阴干入药。

4. 果实的采收

地黄果实就是地黄种子，也是一味很好的中药材。苏颂在《本草图经》中说："四月采，阴干捣末，水服方寸匕，日三服，功同地黄。"

在5～6月，地黄果实成熟期采收，阴干后以种子入药。由于地黄子留种影响根茎产量，所以生产上除因品种选育、品种复壮而进行种子繁育之外，均不采用。若不用之入药，会白白浪费。

5. 加工

先将鲜地黄除去须根，选留种栽后，其余的按大中小分级，分别置于火炕上炕，开始用武火，使温度升至80～90℃，经8小时后，当地黄体柔软无硬心时，取出堆闷，覆盖麻袋或稻草，使其"发汗"，5～7天后再进行回炕，温度在50～60℃，炕8～12小时，至颜色逐渐变黑、干而柔软时，即成生地黄。将生地黄浸入黄酒中，上火炖干黄酒，再将地黄晒干，即成熟地黄。

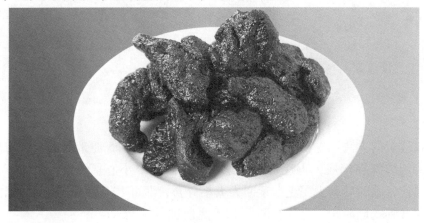

熟地黄

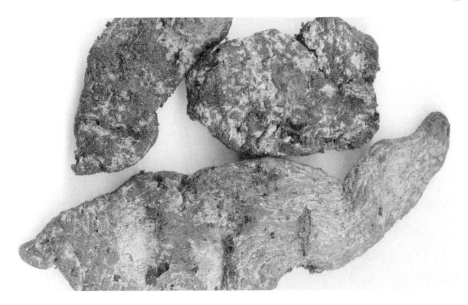

生地黄

思考与练习

一、论述题

1. 怎样种植才能保持怀地黄的历史道地药性？

2. 种植无公害怀地黄技术要点是啥？

二、案例分析

温县有一个种地黄的农民曾打电话问这些问题：①种地黄时，每年7～8月都会在短时间内出现点片死棵现象；②地黄块茎有一部分会出现地下虫危害现象；③红蜘蛛6～7月危害严重，用哪些无公害农药可以防治？试用本节所学知识对以上问题进行分析，找出最佳的解决方案。

模 块 五
怀菊花生产技术

【学习目标】

1. 了解怀菊花的生长特性。

2. 掌握怀菊花无公害栽培技术。在无公害种植中学会品种选择、繁育、栽培地块选择、栽培方法。

3. 学会田间科学管理技术、收获方法，以及晾晒储藏等知识。

一、品种选择

1. 小黄菊

株高 90～120 厘米，茎直立，基部木质，多分杈，具细茸毛。叶色黄绿，卵圆形，长 5.4 厘米，宽 3.7 厘米，边缘深裂。头状花序顶生或腋生，花呈扁球形，直径 3.9 厘米，花序外围舌状花数层，呈多轮状排列，花色鲜黄后变黄白色，经霜变红白色。

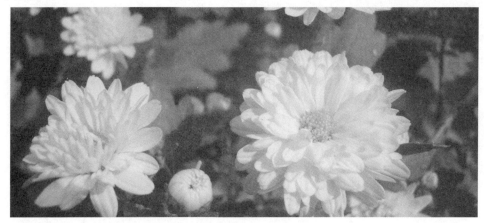

小黄菊

2. 大白菊

株高 115～130 厘米，茎绿色、叶色浅绿，卵圆形，长 6.9 厘米，宽 5.0 厘米，花径 5.7 厘米，色黄白后变白色。

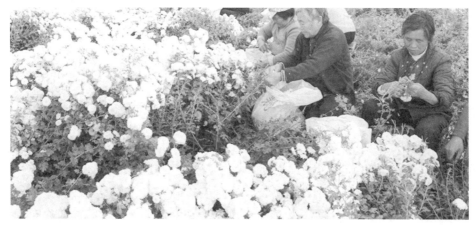

大白怀菊花成熟期

3. 珍珠菊

株高 100～105 厘米，茎紫色，直立多分杈，叶色灰绿，卵状针形，长 5.9 厘米，宽 3.8 厘米，柄长 1.8 厘米，头状花序直径 2.9 厘米，单生枝端或叶腋排列成伞状，总苞片中央绿色，有宽阔膜质边缘，外圈舌状花 2～5 层，色白后变浅红，中央为黄色管状花。

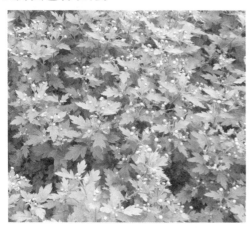
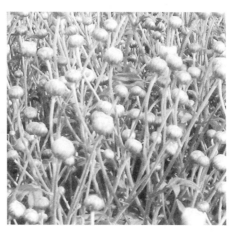

珍珠菊大田生长期　　　　　　珍珠菊大田成熟期

4. 野菊

野菊生长在古怀庆府（今沁阳市）北的神农山上，为多年生草本植物，株高可达 1 米，有特殊香气，茎基部常匍匐，上部多分枝，有棱，幼时被毛。叶互生，叶片卵状椭圆形，长 2～3 厘米，宽 1～3 厘米，羽状浅裂，顶端裂片稍大，侧生裂片椭圆形至长椭圆形，边缘具锐锯齿，两面均有细柔毛，上部叶渐变小。叶有柄。黄色头状花序，直径 1.5～2.5 厘米，有花梗，2～3 个组成聚伞花序。总苞半球形，宽 1.2 厘米左右，外层苞片椭圆形，较内层苞片稍短，背面中部无毛或有毛，小花黄色。

野菊味甚苦，清热解毒作用很强，常用于治疗热毒炽盛之痈疮、疔疖等症。泡茶时少量味即很苦，气清香。抗寒能力弱，地表根茎分生幼苗时间晚，数量少，抗病虫性差。但苗期生长缓慢，产量较低。

二、地块选择

栽植怀菊花的地块应选择土层较厚、肥沃、背风向阳、排水良好、地势高燥的沙质壤土。扦插育苗地应选浇灌方便的地块，还要远离污染源。怀菊花忌连作，在栽植前要选择上季没有种过菊花的地块，合理安排好茬口，与麦类、蔬菜等作物实行一二年轮作，也可与荷兰豆、菠菜、洋葱、土豆、瓜类等作物实行间作套种。

三、合理施肥

怀菊花合理施肥的原则是普施基肥，轻施苗肥，追施分枝肥，重施蕾肥。并且以有机肥为主，兼施适量磷、钾肥。一般亩施经过堆沤、充分腐熟的有机肥5～7方，过磷酸钙或钙镁磷肥30～50千克。撒施后耕翻。

四、精细整地

怀菊花是浅根作物，为了弥补其根系入土不深的缺陷，在整地时必须精耕细作，以增强土壤的保水、保肥能力，促根下扎，扩大根系吸收范围，提高抗旱、抗倒伏能力。

春季栽植的地块，要在冬前耕翻，深度在20厘米以上。经过冬季雨雪冻融，可以熟化土壤，减少病虫害越冬基数。春季解冻后，施入基肥，及时耕耙平整，以待栽植。

五、繁殖技术

1. 分株繁殖

当年菊花收割后，选取好的菊花根留到地里过冬冬季盖草以防冻死，翌春若遇连续干旱，浇水一次，谷雨前后发出新芽，当苗高25～30厘米时挖出，选带有新发须根的植株作为菊花种栽。要本着选粗删密的原则分株挖出，尽量避免损伤菊根或拔断菊苗。栽植前还要做好菊苗分级工作，按大小分级栽植，以利于田间管理，并方便群体协调生长。

2. 扦插繁殖

先将苗床施入腐熟有机肥，均匀耕细，然后进行土壤处理，在4~5月或于6~8月在大田对菊花进行打顶时，选用粗壮没有病虫害的新枝作插条，取其中段，截成10~12厘米长，下端剪口接近腋芽处，削成马耳形斜面。摘除下部叶片，保留上部叶片，按行株距20厘米×10厘米，斜插苗床，以插入2/3为宜。覆土压实，浇水。插后要加强管理，经常浇水，以保持苗床土壤湿润，苗床不宜过湿，以免扦插后死苗。还应搭遮阴棚防止太阳直射。20天左右即可发根。苗高20厘米左右，有2片新叶长出时，即可出圃定植。

六、栽培管理技术

1. 移栽

怀菊花的产量是由单位面积有效株数、平均每株有效花序数和百朵花干重决定的，而这三个因子不是独立、互不相关的，而是相互影响、相互制约、相互协调地对菊花产量发生作用的。

焦作市大田种植，一般按大菊花株行距70厘米×50厘米开穴，小菊花株行距50厘米×50厘米开穴，穴深12~15厘米，每穴1株，间隔1行栽双株（以免死苗，造成缺苗），栽好后填土压实，立即浇水。每亩2 000~3 000株。

移栽时，要选傍晚进行。最好带土起苗，并将菊花梢头掐去，既减少养分消耗又促进分枝，确保成活率。

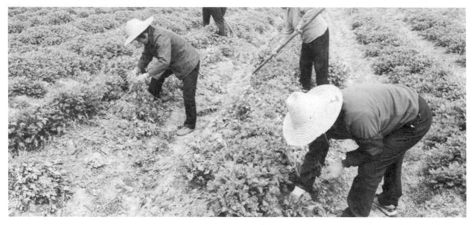

菊花移栽，起菊花苗

2. 追肥

（1）追苗肥 追苗肥于菊苗栽种后随即使用，一般每亩施复合肥100~150千克，随水顺行浇施，以便促使幼苗能较快生根发叶。

（2）追分枝肥　追分枝肥结合打顶进行，其用量和次数可根据地力和苗情而定。最好在每次打顶后，浇施1次稀释10倍的人粪尿或每亩施尿素10~15千克。施后培土，促使茎枝粗壮有力。

（3）追蕾肥　追施蕾肥在立秋至秋分之间，当菊株顶部已有少量花芽开始现蕾时，重施蕾肥是促进怀菊花优质高产的关键。一般每亩施氮磷钾复合肥20~30千克。蕾肥的施用，能使蕾数增加、花蕾增大、花层增厚，开花也比较整齐，花期提前。

（4）喷施叶面肥　怀菊花进入现蕾期后，根系吸收水分和矿物质的能力降低，已满足不了后期孕蕾开花的需要，因此要进行叶面追肥。叶面追肥每亩用磷酸二氢钾和尿素各150克，加水30千克进行喷雾。叶面追肥宜在早晨或下午4点以后进行，喷时要浓度适当，均匀周到。开花后要停止喷施，以防止菊花污染。

3. 及时浇水排涝

菊花系浅表根系作物，喜湿润，但怕涝。在菊花种植时浇定根水，成活后，要少浇水，促进根系发育，控制地上部分徒长。进入夏季后，植株生长旺盛。由于气温高，蒸腾加强，需水量增多，要经常浇水，孕蕾期（9月下旬）前后，尤其是立秋后，花芽开始分化，菊株进入营养生长和生殖生长并进的时期，对水的需求更为迫切和敏感。不能缺水，此期若遇到天气干旱，土壤含水量低，会使菊株下部叶片早衰，中上部叶片萎蔫，影响花芽的分化和花蕾的正常发育。如果干旱时间过长，甚至会全株枯死。要结合追肥，及时浇水。夏季大雨或阴雨连绵季节要注意排水，怀菊花根系浅，不耐渍。若遇连阴雨天，土壤含水量较高，排水不良，容易渍根，会出现僵苗。因此地上不能积水，遇连阴雨天，要抓紧排水，还要及时松土、开沟，改善土壤透气条件，促使菊苗发根长叶，防止田间积水、烂根，并减轻病虫害的发生。

4. 打顶

怀菊花的花蕾着生在分枝的顶端，单位面积上菊株数和有效分枝数的多少，对菊花产量的高低起主导作用。打顶是一项协调菊花的营养生长和生殖生长的重要技术措施，通过打顶可抑制菊花的顶端生长优势，使植株养分重新分配，促使菊花植株茎秆生长粗壮、多分枝、多结花蕾，从而提高产量。

（1）打顶类型

1）去芽，也叫拔心。就是只把枝顶叶尚未展开部分去掉，相当于去掉芽和未展开的叶。因摘除部分短小，不易操作，易使临近的幼芽、幼叶受损，且下方保留的腋芽尚未充分发育，以致抽梢较迟，故不常用。

2）去嫩尖。摘除部分略长，从茎尖正在展开的2片叶及以上部分去掉，一般比去芽多摘除2片芽。此方式摘断处的节尖已开始伸长，操作方便，部位准确，不会损伤下方的叶及芽，且保留的芽已充分发育，摘心后萌发较快，成枝也较多，因此是最常用的方式。

3）去幼梢。摘除部分更长，将带有约 2 片已完全展开的叶以上的一段新梢摘除，长 5 厘米左右。摘除部分节间已很长，操作方便，但保留的茎已开始木质化，下方的芽也开始进入暂时不活动状态，故萌发抽条枝较少，抽梢也较迟。

（2）打顶方法　怀菊花打顶次数的多少、摘心的长短，要根据栽植的方式、土壤肥力、群体大小和个体发育的好坏灵活掌握。为了争取多分枝、多结蕾，一般当苗高 10～15 厘米时就打第一次顶。待每茎长出 2～3 个分枝，逐渐增加分枝数，扩大群体，为高产搭好架子。

（3）打顶时间　为了促进菊花多分枝、多结蕾开花和主秆生长粗壮。焦作市一般在小满前后，当苗高 15～20 厘米时，进行第一次摘心。选晴天摘去顶心 1～2 厘米，以后每隔半个月摘心 1 次，连续 3～4 次，大暑后（即 7 月下旬以后）必须停止，否则分枝过多，营养不良，花头变得细小，反而影响菊花产量和质量。另外，对生长不良的植株，也应少摘心。

有时因移栽的方法不同，打顶的时间也不同。如根蘖苗栽植的，第一次打顶在 6 月上旬前后。压条栽植的地块，第一次打顶在 7 月初。最后一次打顶掌握在 8 月底。套种压条的最后打顶掌握在立秋前后。扦插栽种的打顶一般在 6 月上旬至 8 月中旬这段时间内进行。

最后一次打顶时间结束的迟早，对花期的迟早及菊花产量影响极大。定枝过早，侧枝往往长得过长，甚至出现徒长郁闭，单枝花朵着生不多。定枝太晚，侧枝虽然增多，总花蕾数增加，但花期推迟，容易遭受早霜危害，风险较大。所以末次打顶要适时偏早，促使怀菊花适时偏早开花，避免早霜危害。因此，打顶应根据不同土壤肥力、不同年份、不同雨水等不同情况，灵活掌握。

5. 搭架

怀菊花植株高大，分枝多，影响植株内通风透光，并容易倒伏。应在植株旁搭起支架，把植株固定在支架上，这样使菊花不随风倒，且通风透光条件又好，可提高怀菊花的产量和品质。

6. 中耕除草

怀菊花在整个生长期中，要进行 2～3 次中耕除草。在 5 月上旬要进行第一次。前 2 次中耕宜浅，第三次中耕宜深，结合中耕进行培土，防止植株倒伏。中耕还要结合浇水施肥进行，以破除土壤板结，疏松土壤。在人工除草困难的情况下，可选择化学除草。

七、病虫害及其防治

1. 病害种类及其防治

（1）猝倒病

1）症状。常表现死苗和猝倒。死苗是幼苗未出土前遭受病菌侵染而死亡。猝倒是幼苗出土后遭受病菌侵染，致使幼茎基部发病缢缩呈细线状，地上部因失去支撑能力而倒伏在地面。苗床湿度大时，床面上常常生白色棉絮状物。有时在地表，幼苗茎基部出现黑色枯斑，有时向上下扩展，向下扩展到根部，病根呈褐色腐烂。

2）发生规律。病菌以卵孢子在土壤中长期存活，从近地面剪插时，插条也可带菌。扦插时土壤湿度大，持续时间长，病菌卵孢子产生游动孢子或营养菌丝进行扩展。菊花种植季节苗床温度低，幼苗生长缓慢，很易发病。

3）防治措施。一是选用无病新土育苗，如用旧园土，应进行苗床土壤消毒。方法：1 米² 苗床用 50% 多菌灵粉剂 5～7 克，混土均匀。二是加强苗床排水管理，严防幼苗徒长染病。三是发病初期，及时把病苗及邻近病土清除，然后喷淋 20% 立枯净 1 000 倍液或 12% 绿乳铜乳油 600 倍液或 72.2% 普力克水剂 600 倍液。菊花有些品种对杀菌剂敏感，使用上述杀菌剂时应先少量试验，无药害后再大面积使用。

（2）立枯病

1）症状。菊花立枯病病原为瓜亡革菌，又名菊花茎腐病。主要危害育苗期的幼苗和插条。初发病时茎部或根颈处变褐缢缩，后腐烂。茎组织木质化后一般不倒伏。严重时韧皮部受到破坏，根部呈黑褐色烂腐，致叶片黄化，植株枯死。近地面潮湿叶片染病时，病部呈水渍状，产生黄褐色至黑褐色大斑，迅速扩展到全叶或叶柄处，有时病部可见褐色菌丝或附着的小菌核。

2）发病规律。以菌丝体随病残体或以菌核在土中越冬，且可在土中腐生 2～3 年。菌丝能直接侵入危害，通过水流、带菌肥料、带菌土、农事活动、农具等传播。病菌发育最适温度 24℃，最高 42℃，最低 13℃，适宜 pH 3～9.5。播种过密、间苗不及时、温度过高易诱发病害发生。菊花嫩枝扦插茎组织未木栓化时易发病。

3）防治措施。一是加强苗床管理，注意提高地温，科学放风，防止苗床或育苗盘高温、高湿条件出现；二是药剂土壤处理。可用 40% 拌种双粉剂，也可用 40% 拌种灵与福美双 1∶1 混合，1 米² 施药 5～8 克进行苗床处理或大田土壤处理；三是发现病株，立即连根挖除，集中深埋或烧毁，以避免菌核形成后落入土中；四是提倡施用酵素菌沤制的堆肥或充分腐熟的有机肥，也可施用保得生物有机肥，增施过磷酸钙，能有效减轻病害的发生；五是发病初期喷淋 10% 立枯灵水悬剂 300 倍液或 50% 立枯净可湿性粉剂 900 倍液或 15% 恶霉灵水剂 500 倍液，隔 7~10 天防治 1 次，防治 1~2 次即可。

（3）灰斑病（叶斑病）

1）症状。主要危害叶片，叶面初生针尖大小褪绿色至浅褐色小斑点，后扩展成圆形至椭圆形或不规则状，中心暗灰色至褐色，边缘有褐色线隆起，直径 3~8毫米，个别病斑可达 20 毫米左右。

2）发病规律。以菌丝体和分生孢子在病残体上越冬，以分生孢子进行初侵染和再侵染，借气流及雨水溅射传播蔓延。通常多雨或雾大露重的天气有利发病。植株生长不良，或偏施氮肥长势过旺，会加重发病。

3）防治措施。一是注意田间卫生。结合采摘叶片收集病残体带出田外烧毁。二是挖沟排涝降低湿度。避免偏施氮肥，实施喷施云大－120 植物生长调节剂3 000倍液，使植株健壮生长，增强抵抗力。三是发病初期喷洒 40% 多硫胶悬剂 500 倍液或 75% 百菌清可湿性粉剂 1 000 倍液加 70% 甲基硫菌灵可湿性粉剂1 000倍液，每隔 1~10 天喷一次，连喷 2~3 次即可。

（4）灰霉病

1）症状。灰霉病菌主要侵染花器，花瓣初期产生水渍状褐色小斑，湿度大时，迅速扩展并腐烂，未开花的花顶端染病，花头上生长灰色霉状物，即病菌分生孢子梗和分生孢子。

2）发病规律。以菌丝、菌核或分生孢子越夏或越冬。越冬的病菌以菌丝在病残体中营腐生生活，不断产生出分生孢子进行再侵染。条件不适时病部产生菌核，在田间存活期较长，遇到适合条件即长出菌丝或产生孢子，借雨水溅射或随病残体、水流、气流、农具及衣物传播。腐烂的病叶、败落的病花落在健部即可发病。菌丝生长温度限 4~32℃，最适温度 13~21℃，高于21℃其生长量随温度升高而减少，28℃锐减。该菌产孢温度范围 1~28℃，湿度较高时，病菌孢子 5~30℃均可萌发，最适 13~29℃，相对湿度低于92%时孢子不萌发。病菌侵染后，潜育期因条件不同而异，1~4℃接种后 1 个月产孢，20℃接种后 7 天即产孢；生产上在有病菌存活的条件下，只要具备高湿和20℃左右的温度条件，病害就易流行。花冠湿度大，持续时间长，利于病菌产生灰霉和病菌孢子萌发侵染，湿度大的温室易发病。病菌寄主较多，危害时期长，菌量大，防治比较困难。

3）防治措施。由于此病侵染快且潜育期长，又易产生抗药性，主要采取农业防治和化学防治相结合的综防措施。①农业防治。及时拔除病株，携出田外烧毁。②药剂防治。定植后，发现零星病株即开始喷洒 65% 甲霉灵（硫菌霉威）可湿性粉剂1 000倍液，或 50% 速克灵可湿性粉剂 1 500 倍液，或 50% 扑海因可湿性粉剂，或28% 灰霉克可湿性粉剂 500~800 倍液。

（5）枯萎病

1）症状。初发病时叶色变浅发黄，萎蔫下垂，茎基部也变成浅褐色，横剖茎基部可见维管束变为褐色，向上扩展枝条的维管束也逐渐变成淡褐色，向下扩展致根部外皮坏死或变黑腐烂，有的茎基部裂开。湿度大时产生白霉，即病菌菌丝和分生孢子。该病扩展速度较慢，有的植株一侧枝叶变黄萎蔫或烂根。

2）发病规律。病菌主要以孢子在土中越冬，或进行较长时间的腐生生活。在田间，主要通过灌溉水传播，也可随病土借风吹往远处。病菌发育适温 24～28℃，最高 37℃，最低 17℃。该菌只危害菊花，遇适宜发病条件，病程 2 周即现死株。潮湿或水渍田易发病，特别是雨后积水、高温阴雨、施氮肥过多、土壤偏酸易发病。

3）防治措施。一是提倡施用保得生物肥或酵素菌沤制的堆肥或腐熟有机肥；二是加强管理，实行轮作，选择宜排水的沙性土壤栽种，合理灌溉，加强栽植地沟渠管理，尽量避免田间过湿或雨后积水；三是发病初期施用 50% 多菌灵可湿性粉剂 500 倍液，或 50% 甲基硫菌灵·硫黄悬浮剂 800 倍液，或 50% 菌王（氯溴异氰尿酸）水溶性粉剂 1 000 倍液喷雾。

（6）根结线虫病

1）症状。菊花根结线虫又名爪哇根结线虫。苗期、成株均可受害，但苗期症状不明显，根部侧根上生出许多细小的根瘤，初白色，后变褐色，初期只有小米粒大，后长到绿豆大小，圆形至椭圆形，可多个串生，严重时，整个根系肿胀成鸡爪状，引起根部变褐腐烂，地上部叶色变黄。

2）发病规律。根结线虫多在土壤 5～30 厘米处生存，以卵或 2 龄幼虫随病残体遗留在土壤里越冬，病土、病苗及灌溉水是主要传播途径。可在土中或病残体内存活 1～3 年，翌年条件适宜时，由埋藏在寄主根内的雌虫产出单细胞的卵，卵产下经几小时形成 1 龄幼虫，脱皮后孵化出 2 龄幼虫，在土壤中移动寻找根尖，由根冠上方侵入定居在生长锥内，其分泌物刺激导管细胞膨胀，使根形成巨型细胞称根结。在生长季节根结线虫的几个世代以对数增殖，发育到 4 龄时交尾产卵，卵在根结里孵化发育，2 龄后离开卵块，进入土中进行再侵染或越冬。在温室或塑料棚中单一种植几年后，导致寄主植物抗性衰退时，根结线虫可逐步成为优势种。田间土壤湿度是影响孵化和繁殖的重要条件。土壤湿度适合菊花生长，也适于根结线虫活动，雨季有利于孵化和侵染，但在干燥或过湿土壤中，其活动受到限制，沙土地较黏土地危害重，适宜土壤 pH 4～8。

3）防治措施。①水淹法。有条件地区对地表 10 厘米或更深土层淤灌几个月，可在多种花卉上起到防止根结线虫侵染、繁殖和增长的作用，根结线虫虽然未死，但不能侵染。②药剂防治。重病田定植时，每穴施 5% 阿维菌素 2 000 倍液进行药剂处理，或用茎线灵颗粒剂处理土壤。

（7）菊花病毒病　又称花叶病。

1）症状。全株发病，危害较重。病株心叶黄化或花叶，叶脉绿色，叶片自下而上枯死；病株幼苗叶片畸形，心叶上有灰绿色略隆起的线状条纹，排列不规则，后期症状逐渐消失；叶片上产生黄色不规则斑块，边缘界限明显；叶片暗绿色，小而厚，叶缘或叶背呈紫红色，发病植株易染霜霉病和褐斑病致叶片早枯。在抗病品种上可引发较轻花叶或无症状，在感病品种上可形成重花叶和坏死病斑。

2）发病规律。病毒在留种菊花母株内过冬，靠分根、扦插繁殖传毒，此外菊花 B 病毒和番茄不孕病毒还可由桃蚜、菊蚜、萝卜蚜等传毒；番茄斑萎病毒则由叶蝉、蓟马传毒。因菊花叶片中含多酚氧化酶，能抑制病毒体外传染，健康的植株不易发病，在田间蚜虫发生早、发生量大的地区或年份易发病，菊花单种、土壤贫瘠、管理粗放、距村庄近的发病重。气温 24℃ 利于症状表现。

3）防治措施。一是染病菊花是带毒体，引种时要严格检疫，防止人为传播到无病区；二是防治传毒蚜虫，喷洒 25% 蚜虱净可湿性粉剂 1 000 倍液；三是从无病株上采条作繁殖材料，有条件的采用茎尖组织培养进行脱毒，带毒的盆栽菊花置于 36℃ 条件下处理 21～28 天能脱毒，生产上经过热处理的菊花，病毒已被钝化，可用来作繁殖材料；四是在养护过程中，避免人为传毒；五是必要时喷洒 5% 菌毒清可湿性粉剂 400 倍液，或 3.85% 病毒必克可湿性粉剂 700 倍液，隔 7～10 天喷 1 次，连续防治 2～3 次。

2. 虫害及其防治

（1）菊天牛　又名菊小筒天牛、菊虎，属鞘翅目，天牛科。

1）危害状。成虫啃食茎尖 10 厘米左右处的表皮，出现长条形斑纹，产卵时把菊花茎鞘咬成小孔，造成茎鞘失水萎蔫或折断。幼虫钻蛀取食，造成受害枝不能开花或整株枯死。

2）形态特征。成虫圆筒形，头、胸和鞘翅黑色，体长 11～12 毫米。触角线状 12 节，与体近等长。前胸背板中央有一个橙红色卵圆形斑，鞘翅上披有灰色绒毛，腹部、足橘红色。雄天牛触角比身体长，雌虫短。卵长 2～3 毫米，长椭圆形，浅黄色，表面光滑。末龄幼虫体长 9～10 毫米，圆柱形，乳白色至淡黄色，头小，前胸背板近方形，褐色，中央具一条白色纵纹。胸足退化，腹部末端圆形，具密集的长刚毛。蛹长 9～10 毫米，浅黄色至黄褐色。腹末具黄褐色刺毛多根。

3）发生规律。该虫在焦作市 1 年发生 1 代，以幼虫、蛹或成虫潜伏在菊科植物根部越冬，幼虫常占 50%，成虫和蛹各约占 1/4。翌年 4～6 月成虫外出活动，5 月上旬至 8 月下旬进入幼虫危害盛期，8 月中下旬至 9 月上中旬又开始越冬。该虫白天活动，上午 9～10 点及下午 3～4 点最活跃，多在上午交尾，下午 2～3 点产卵，卵单产，卵期 12 天。初孵幼虫在茎内由上向下蛀食，蛀至茎基部时，从侧面蛀一排粪孔，还没发育好的幼虫又转移他株由下向上危害，幼虫期 90 天左右，末龄幼虫在根茎部越冬或发育成蛹或羽化为成虫越冬。天敌有赤腹茧蜂、姬蜂、肿腿蜂等。

4）防治措施。一是每年于4月下旬至5月上旬菊花母株分根繁殖时，挖根部土壤，检查越冬成虫，6～7月进入成虫活动期，于清晨露水未干时在田间捕杀成虫和灭卵；二是发现菊花茎鞘萎蔫时，从断茎以下4～5毫米处摘除，集中处理；三是找新鲜虫孔，用注射器注入50%杀螟松乳油200倍液，使药剂进入孔道，再用泥封住虫孔，还可用3%辛硫磷颗粒剂0.3克裹上棉球从虫孔塞入，外用棉花塞住。

（2）菊潜叶蝇　属双翅目，潜蝇科。

1）危害状。以幼虫潜入叶肉内，蛀食叶肉，形成弯弯曲曲的灰白色蛇形虫道，随着虫龄的增长，虫道不断扩大。发生严重时叶肉几乎全被食光，造成叶片枯萎和早落，影响菊花的生长和产量。

2）形态特征。雌成虫体长2～3毫米，翅展5～6毫米。雄虫体较小。体暗灰色，复眼红褐色至黑褐色。体上被有稀疏刚毛。翅1对，透明，有紫色闪光。足黑色，腿节端部黄色。雌成虫腹部末端有漆黑色粗壮产卵器，雄成虫腹部末端有1对明显的抱握器。卵长椭圆形，长约0.3毫米，乳白色，略透明。幼虫体长圆筒形，蛆状，末龄幼虫体长2.5毫米，黄白色或鲜黄色。蛹长约2毫米，纺锤形，黄褐色，羽化前黑褐色。

3）发生规律。每年发生4～5代，白天活动、交尾、产卵，常把卵产在叶缘组织里，每次产卵45～90粒，幼虫潜食叶肉，老叶先受害，严重时一叶上有数十条潜道，会造成全叶枯黄。老熟幼虫在隧道末端化蛹，每年春夏之间受害严重，秋季也危害，条件适宜时1个月即可完成1代。

4）防治措施。一是发现受害叶及时摘除；二是及时清除周围药用植物或花卉附近的豆科、十字花科、菊科杂草，以减少虫源；三是在幼虫潜叶危害初期及时喷洒10%吡虫啉可湿性粉剂2 000倍液。

（3）菊瘿蚊　属双翅目，瘿蚊科。

1）危害状。幼虫在菊株叶腋、顶端生长点及嫩叶上危害，形成绿色或紫绿色、上尖下圆的桃形虫瘿，危害重的菊株上虫瘿累累，植株生长缓慢，矮化畸形，影响坐蕾和开花。

2）形态特征。雌成虫体长3～3.5毫米，初羽化时橘红色，渐变为黑褐色，腹部暗橘红色，背部各节有黑色横斑。触角念珠状，17～19节，节间有毛，并有较短的轮生毛。足长，黄色。胸发达，胸背黑色。尾部较尖，有明显的管状能伸缩的产卵器。翅淡灰色，半透明，具微毛，端圆，有3条明显的纵脉，无横脉。雄成虫体稍瘦小，长3毫米左右。腹部灰至灰褐色。触角念珠状，17～19节，节间毛及轮生毛均较长。前翅圆阔，具微毛，纵脉3条；后翅退化为平衡棍。腹部背板黑色，腹部前 6 节较粗，后 3、4 节细长。卵长 0.5 毫米，长卵圆形，初橘红色，后呈紫红色。末龄幼虫体长 3.5~4 毫米，橙黄色，纺锤形。头退化不显著。口针可收缩，端部具一弯曲钩，胸部有时发现有不大显著的剑骨片。裸蛹长 3~4 毫米，橙黄色，其外侧各具短毛 1 根。

3）发生规律。每年发生 5 代，以老熟幼虫越冬。翌年 3 月化蛹，4 月初成虫羽化，在菊花幼苗上产卵，第 1 代幼虫于 4 月上中旬出现，田间不久出现虫瘿，5 月上旬虫瘿随幼苗进入田间，5 月中下旬一代成虫羽化。卵散产或聚产在菊株的叶腋处和生长点。幼虫孵化后经 1 天即可蛀入菊株组织中，经 5 天左右形成虫瘿。随幼虫生长发育，虫瘿逐渐膨大。每个虫瘿中有幼虫 1~13 头。幼虫老熟后，在瘿内化蛹。成虫多从虫瘿顶部羽化，羽化孔圆形，蛹壳露出孔口一半。以后各代都在菊花田内繁殖危害。第 2 代 5 月中下旬至 6 月中下旬发生；第 3 代 6 月下旬至 8 月上旬；第 4 代 8 月上旬至 9 月下旬；第 5 代 9 月下旬至 10 月下旬。10 月下旬以后的老熟幼虫，从虫瘿里脱出，入土下 1~2 厘米处做冬茧越冬。天敌是寄生蜂。

4）防治措施。一是清除田间菊科植物杂草，减少虫源。二是避免从菊花瘿蚊发生严重地区引种菊苗，因菊花瘿蚊发生较早，苗期即可带卵和初孵幼虫。三是药剂防治，在 4 月 1 代成虫发生期可喷洒 5% 高效氯氰菊酯乳油 1 500~2 000 倍液杀死产卵成虫。四是保护天敌。该虫发生后期，当天敌数量大时，不要使用化学药剂，以保护天敌充分发挥天敌的自然控制能力，这样既可以控制后期危害，又可以压低明年春季的发生量。

（4）蚜虫　又名菊姬长管蚜，属同翅目，蚜科。

1）危害状。以成、若蚜群集于植物的嫩梢、嫩叶、叶柄、花梗、花蕾及花朵上吮吸汁液，少数在叶背和花冠内危害。植物受害部分生长缓慢，叶片卷曲畸形，新梢萎缩，严重影响新叶的开展和嫩茎的伸长，花蕾受害后不能正常生长发育，甚至脱落，此外该蚜排泄的大量蜜露，诱发煤污病致使植株枝、叶呈现一层污黑附着物，影响光合作用，更为严重的是在刺吸过程中传播多种病毒病。

2）形态特征。无翅蚜长 1.5 毫米，宽 0.7 毫米，呈纺锤形，体褐色或黑褐色，具光泽，腹管、尾片黑色。体、足和触角均有较粗的长毛。额沟弧形，额瘤显著隆起；触角比体长，第六节鞭部长为基部的 4.5 倍，第三节有小圆形突起的感觉圈 15~20 个，排列不规则。腹管圆筒形，上端略粗，下端较狭，端部 3/5 有网纹，基部宽有瓦纹。尾片圆锥形，比腹管长，表面有齿状颗粒，粗糙不平，有微刺状横纹，上生长毛 11~15 根。有翅蚜长 1.7 毫米，宽 0.67 毫米，头胸部黑色，腹部淡色，有灰色斑纹，斑纹比无翅型显著。触角长是体长的 1.1 倍，第六节鞭部长约为基部的 5 倍，第三节有小圆形感觉圈 16~26 个，第四节 2~5 个。腹管长于尾片。尾片上生 9~11 根毛。其他特征与无翅蚜相似，卵椭圆形，长 0.6 毫米，初产时淡黄色，后变黑色。若蚜形态和无翅胎生雌蚜相似，只体稍小，胎生时色淡棕色，随蜕皮次数增加体色加深至深红褐色。

3）发生规律。每年可发生 10 代，翌年 4 月菊科植物成活后，有翅蚜迁到植株上，产生无翅孤雌蚜进行繁殖和危害，4～6 月受害重。6 月以后气温升高，降水多，蚜量下降；8 月后虫量略有回升；秋季气温下降，开始产生有翅雌蚜，又迁飞到其他菊科植物上越冬。该虫是菊花的重要害虫，除直接危害外，还可传播病毒病，因此 4～6 月该虫大发生同时，菊花的病毒病也严重起来。天敌有蚜茧蜂、食蚜蝇、瓢虫、草蛉、捕食螨等。

4）防治措施。一是保护利用天敌昆虫，发挥天敌的自然控制作用；二是成株期喷洒 10% 吡虫啉可湿性粉剂 2 000～3 000 倍液，早期控制。

八、怀菊花收获储藏

1. 适时采收

怀菊花属无限花序。着生于菊茎和枝梢顶端的蕾花，都是从植株上部开始，自上而下次第开放。因此，怀菊花的采收工作必须按照"色白（黄）、形美、花洁、香浓、味郁"的标准进行。严格掌握采收适期，实行分批采收，同时要重视采花技术，以确保采花质量，提高品级。

2. 采收标准

怀菊花一般在 10 月上旬进入始花期，10 月下旬至 11 月上旬进入盛花期。盛花期出现的迟早及持续时间的长短，因品种和栽植方式及气候不同而有所不同。采用压条法栽植的，由于打顶次数较多，花期较迟而且不一致，盛花期比篱棚式栽植的迟 3～5 天。此外，如果气温低，或连续阴雨，会推迟花期，花色泛黄，花心散开，花瓣脱落，或因滞水过久而引起烂花。若遭早霜危害，会导致花色变紫，花瓣萎缩，品质下降。

为了夺取怀菊花的优质高产，在采收时必须认真掌握以下几条标准：

（1）优质花的质量标准　花形完整，花瓣洁白（黄），花心鲜黄，无病虫害、无泥沙、无污染、无农药残毒，不散心、不落瓣。

（2）采摘适期　怀菊花的单株花数一般可达 500 朵左右。正常情况下，1 个花蕾从花瓣舒开到花心全展，需 7～10 天。优质花的采收适期标准是：舌状花（花瓣）舒展平直，筒状花（花心）有 70% 散开，花色莹润洁白（黄），花心金黄橙亮，花香清新浓郁。此时采收，花形最美，花质最优。如采收过时，花瓣表现皱缩疲软，花香不再馥郁芬芳。如采收过早，则花形细瘦，色泽不佳，香气不足。因此，适期采收是确保怀菊花品质和产量的重要环节。

（3）采收时间　怀菊花的花朵大多数集中在晴天上午 7～10 点开放。由于怀菊花的瓣层多、花心密，容易积滞雨露，如果带露采摘或雨后采摘，容易造成烂花。因此，采花时间应安排在晴天上午露水干后或下午，并要做到随采随运随摊晾，保持松散通风，让其自然散发水分，防止霉变，保证花质纯正。

3. 采收技术

为了保证怀菊花的风味特色和产品质量，在采花时必须认真做到分批采收和分级采收。

（1）分批采收　怀菊花从盛花至终花，通常在 20 天左右，而采花的适期也就 15 天左右，一般分 3 批采完。在此期间，气温日渐下降，还容易遇到阴雨或早霜的侵害，给怀菊花的采收和加工带来不利影响。在采收方面，按照"头花早、二花旺、三花少"的要求来安排时间。

1）头花早。怀菊花的花质，以头批花最为优质，它蕾粗、花大、瓣厚。这是因为首先头批花开花时间早，占有明显的营养优势，受光条件也比较好。其次是头批花开花期间，日平均气温在 10℃ 左右，能正常开花，不受早霜危害。头花的着生部位较高，质地纯净，泥花甚少。为了确保头花的质量和产量，一定要掌握好采收时间，既不宜采收过早而减少其收获量，又不可贪图产量而错失采收适期而影响品质。10 月下旬前后，约有 30% 的花朵首批开放时，便应抢晴天采摘头花。采摘头花必须遵循一条原则，就是头批花一定要在霜前采摘结束，最迟不得超过 11 月 10 日。

2）二花旺。在花期天气晴好的情况下，头批花采后 4～5 天，就有 50%～60% 的二批花进入开放盛期。二花在产量上占大头，花多量大。采收上要抓紧，严防霜害侵袭。

3）三花少。在二批花采后 6～7 天，尚有少量迟花相继开放，这些迟开的花，通称三花或末花。随着气温的明显下降和植株营养状况的日趋恶化，常遭受早霜的侵害，因而末批花开放时间零落不齐，花瓣短而少，花型小而难看。但三花的潜力大，年度之间差异甚大。如果提高管理水平，花期的天气又一直可延续到 11 月底或 12 月初。因此分批采摘也不是那么机械死板。一般情况下，若花期的天气情况或天气趋势不好，面临低温、阴雨、霜害威胁，应多采二花，少采三花。若花期天气温暖晴好，菊株又表现长势旺，后劲足，则末花采收期不宜过早刹车，可酌情多采 1 次，增采 4 次花，但前 3 次仍然按常年规律及时采摘，以防天气突变，造成不良后果。

（2）分级采收　怀菊花不仅要按照开花规律实行分批采摘，而且每一批菊花都要进行分级采收。也就是在每次采花时，随身携带 3 个容器，将好花、次花、差花进行分级采收，分开盛放，分头放储，避免相互混淆，影响品级。在采收和放置过程中，应做到勤挑快运、浅装薄放，避免装满重压或堆置过厚。

九、目前焦作市推广的套种技术

1. 菊花与小麦套种

在种麦时要留出套种行。一般种 6 行小麦，占地 1 米，留出 30 厘米的套种行。春季 4 月中旬种 1 行菊苗，株距 30 厘米，每穴 2 株。待 6 月初小麦收获后，要及时灭茬，肥水齐攻，促使菊苗生长。

2. 菊花与洋葱套种

冬前栽洋葱 6 行，占地 1 米，留 30 厘米套种行。4 月中旬种 1 行菊苗，株距 30~35 厘米，每穴 2 株。6 月洋葱收获后，中耕松土，浇水施肥，促使菊苗生长腋芽。当新苗长出 3~4 片叶后，摘去嫩头，促其再抽发新枝。如果菊苗出的新枝已基本上能布满表土，就不必再行摘心。如果分枝不旺，菊地还留有较多的空间，则要加强肥水管理，继续摘心，但摘心的截止期最迟不得超过 8 月底，否则会推迟现蕾时间，减少霜花期。结束摘心后，为了促使菊枝长粗，需及时补施肥料，促使花枝旺、花蕾多、花朵大、花层厚。

思考与练习

一、论述题

1. 培育怀菊花苗主要有哪些关键技术？
2. 种植无公害怀菊花的技术要点有哪些？

二、案例分析

武陟县大虹桥乡的一户种菊农民说，他每年种的 5 亩菊花，到 5 月下旬就会有少量苗黄，严重的出现死棵现象，有的叶片上有病斑，生长中后期斑潜蝇、蚜虫、玉米螟等时有发生。结合以上所学知识指导该菊农进行无公害防治。

模 块 六
怀牛膝栽培技术

【学习目标】

1. 了解怀牛膝药用价值和食用价值。

2. 从品种选择、地块选择、有机肥沤制腐熟利用等方面着手，学习怀牛膝无公害种植理念。

3. 学会怀牛膝无公害栽培方法、田间管理技术，以及收获和储藏加工等技术。为自己种植或指导周围农户种植搞好技术服务。

一、品种选择

当前生产上推广的具有适应性广、抗逆性强的品种有：怀牛膝1号（核桃纹）、怀牛膝2号（风筝棵）。怀牛膝1号商品等级好，怀牛膝2号产量高，药农可根据市场需求进行选择。

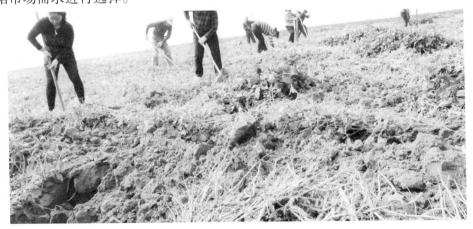

怀牛膝大田收获

1. 怀牛膝1号

怀牛膝1号原名核桃纹。传统当家品种。因产量高、品质优而大面积种植。株型紧凑，茎紫绿色。主根匀称，芦头细小，中间粗，侧根少，外皮土黄色，肉质淡白色。叶较圆，叶面多皱。喜阳光充足、高温湿润的气候，不耐寒。适宜于土层深厚、肥沃的沙质土生长。生育期 100～125 天。一般每亩单产 1 200～1 500 千克，产量稳定，品质优良。

2. 怀牛膝 2 号

怀牛膝 2 号原名风筝棵。也是焦作地区传统当家品种。株型松散，茎紫绿色。主根细长，芦头细小，中间粗壮，侧根较多，外皮土黄色，肉质淡白色。叶椭圆形或卵状披针形，叶面较平，褶皱较少。喜阳光充足、高温湿润的气候，不耐严寒。生育期 100～120 天。适宜于土层深厚、肥沃的沙质土壤上生长。一般每亩单产为 1 200～1 400 千克。

此外，怀牛膝的品种还有白牛膝、大疙瘩、小疙瘩等。

二、品种繁育

选育良种时，在牛膝收获前，注意在田间选择高矮中等、分枝密集、叶片肥大、无病虫害的植株作为留种母株，并挂牌做上标号。收获时，从留母株中选取根条长直、上下粗细均匀、主根下部支根少、色黄白、芦头不超过 3 个的根条作种根。再将选取的根条留上部 15 厘米左右剪断，作种根，下部供药用。然后，将种根储藏于地窖内，于翌年 4 月初，在整好的留种田内，按行株距 35 厘米×35 厘米挖穴，每穴栽入 3 根，按品字形排入穴内。栽后覆盖细土、压紧。加强田间管理，培育至秋后，种子由青变为黄褐色时，收获"秋子"，储藏供翌年夏播时作种用。

怀牛膝在生产中多采用种子繁殖，怀牛膝种子可分为秋子、秋蔓薹子和蔓薹子三种。秋子（用牛膝薹繁殖的种子），秋子主根粗长，不定根或分杈根少，品质好，且不易出现旺长，高产稳产。秋蔓薹子（春季用种子播种，秋季收种）和蔓薹子（伏天大田种植的植株所产的种子），不定根多，分杈严重，品质差，产量低，在产区很少应用。适播期内选择秋子最好，晚播时选择蔓薹子和秋蔓薹子为宜。怀牛膝的种子大都由药农自选自育。

1. 秋子

头年"立冬"前后剜刨牛膝时，挑选符合本品种特性的植株，即棵型紧凑、高矮适中、小枝密实、叶片肥大、生长健壮、抗病虫害的棵苗，做出标记。待牛膝剜下来后，将做过标记的牛膝集中起来，再次进行筛选，将条干浑实、粗壮、无崩裂、支杈少（嘴胡不超过 3 根）、地上、地下部结合处疙瘩嘴小，色泽白亮，芽眼完好的植株选出，从 25～30 厘米处折断，称为牛膝薹。将牛膝薹存放于地窖内，或埋于地下土壤湿润处（不能浇水），防冻、防干燥。第二年开春后刨出来，于惊蛰至春分、气温稳定通过 8～10℃时，在种子田中施足底肥，按行株距 80 厘米×50 厘米开穴栽下，以芽眼露出地面或平于地面为度，浇水踏实，上盖7～10 厘米厚的纯净牛马粪（或草末肥），以保温，防土地板结。如果没有大的寒流，7～9天即可出苗。生长期间加强管理，经春历夏，于"秋分"（9月20日左右）成熟。收获时，用布单或塑料膜依根铺在地上，将植株整棵按倒在单上，割掉，包裹严实，晒干，打子，收藏备用。这样收获的种子，药农称为"秋子"。种子千粒重1.84克，锥体状，尖锐，瘦小。品质最优。

2. 秋蔓薹子

春季清明至谷雨，按行株距70厘米×40厘米，用头年保存下来的秋子点种。出苗后加强管理，搞好间苗、施肥、浇水、排水等工作。秋季成熟后收获，妥为储存待种。用这种方法繁殖的种子，药农称之为秋蔓薹子。品质略逊于秋子。

3. 蔓薹子

当年伏天种植的牛膝，秋末冬初成熟后采收下来的种子，药农称为蔓薹子。这种种子籽粒最饱满，千粒重2.836克，品质逊于秋薹蔓子。

这里要特别一提的是牛膝子的保管问题。牛膝子收下来后，晒干，簸净，装在通气性能良好的布袋里，或瓦制器皿里，挂置于屋檐下或其他阴凉干燥的地方，严格远离油味、煤柴烟熏味。不要用通气性能不好的塑料袋等包装存放，不能在烈日下暴晒。否则，会影响出苗率，甚至将原芽原基全部熏死，而不出苗。

三、种植地选择

怀牛膝喜温和气候，喜阳光充足和干燥的环境，在土层深厚、疏松肥沃、排水良好，向阳、较干燥的环境生长良好，主根扎得较深；不耐严寒，在多雨湿润的环境生长不良，主根短小且多分权。要根据这些习性选择种植地块。

在选好的地块，前茬作物收获后，深翻土壤60厘米，前茬为牛膝或种植过牛膝的地块，可不用深翻。

怀牛膝对茬口的要求比较宽泛，小麦茬、大麦茬、玉米茬以及蔬菜都可以，但忌山药茬，因为山药地里往往留有很多线虫病原体，牛膝极容易感染线虫病（药农称为"结疸"）而生长不良，蔓菁茬也不适宜种牛膝。

四、重施基肥

种怀牛膝的基肥，是和深耕翻改土结合一起进行的。牛膝是密植作物，地上部分枝叶稠密，空间有限，给追肥增加了难度，因而基肥就更显得重要。种植前要施足底肥，可施入经充分腐熟的农家肥（堆肥、厩肥或人粪尿）每亩7～10方，饼肥50～100千克，过磷酸钙50～60千克，磷酸钾40千克，充分混匀后，均匀撒入地块中，然后深翻30厘米左右，耕平耙细，浇水踏墒后做畦，畦宽150～200厘米，长度以 50 米为宜，在较长的地块，每隔 50 米与畦面垂直挖一沟槽，以便浇灌和排水。

施基肥需要注意的是，厩肥要经过高温沤制，如果是自然沤制的，必须在 4 个月以上，并且要尽量捣碎，不能有超过大枣大小的粪块。豆饼、芝麻饼施前最好煮一煮。总而言之，所有的肥料都必须在播前一个多月施入，使其与土壤充分混合、熟化。

如果是连茬种植，所有的肥料都应该在刨牛膝时均匀施入，这样不仅可使耕作层肥料均匀，而且经过至少 5 个月的沤制、熟化。播种前 1 个多月在地表施 1 次汤肥，使表层 20~30 厘米的土壤更肥沃、更疏松一些。

五、深翻、细耙、打埂做畦

1. 深翻

肥料施入选好的地块后，应在 6 月中旬以前做好施肥翻耕。耕翻的深度以计划牛膝可能伸长的深度而定，一般要求为 60~80 厘米，还有的要求深翻 100 厘米以上。

深翻时，一般是从地块的一头开始，先挖一深沟槽，宽度不少于 50 厘米，然后一槽一槽地翻过去，直至耕翻完毕。从第二沟槽开始，用铁锨随翻随将土填入前一沟槽内，并用方头锨将剩余的虚土铲净，也填入前一沟槽，然后施肥。再用铁锨翻第二层，铲净虚土，再施肥，再翻第三层。如果不翻第四层，那么，就将翻虚的土留在沟底，不再翻上去。药农称这种翻耕法叫"三锨两净底"。

在深翻过程中，需随深翻随将土块打碎，要求不能有核桃大小的硬土块，特别是浇水也溶化不开的死土块更要拍打粉碎，因为在怀牛膝根下扎过程中，如果碰到软硬不一致的土块（土层），就会弯曲、发杈。

怀牛膝是喜欢连作的作物，而且连作年代越长，所产牛膝条干越好，产量越高，经济效益越好。因为熟茬地在剜牛膝时已经深翻，所以在种植前只用铁锨翻耕一遍即可。

2. 晒垡

种牛膝的地块深翻后要晒垡，就是让深翻过的土地在烈日下暴晒。因为翻耕到地面上的都是土层深处的生土，无肥料、未熟化、性寒冷，通过晒垡可改变它的土性。

3. 浇水踏实

播种前 6~8 天，将晒垡待种的土块打碎，平整成畦，用清洁的井水浇灌湿墒，边浇水边平整，但不要将铁锨伸进水里，防止土壤成泥结块。浇水时地面最好不要见明水。有人说：墒情好时可以不浇水，这是一种误解。对种牛膝的地块，因为翻耕过深，不论墒情好坏，都必须浇水踏实，防止棚架塌坑，并使土壤肥料进一步溶化，疏散均匀，水、肥、气、热得以协调。

4. 打埂做畦

待溻过墒的地出现苍皮时，可打埂做畦。

（1）畦的方向　根据焦作市夏秋季多东南风的特点，做畦宜东西向，利于通风透光。个别真正不适合东西向的地块也可南北向做畦，但一般以东西向为好。

（2）畦的规格　一般以宽 120～150 厘米、长 1 000 厘米为宜。畦面过宽，不能全站在埂上作业，中耕除草和其他田间管理都得踏入畦内，往往折断枝杈，扯烂叶片。畦过长，不仅对浅浇水不好掌握，也不利于雨季排水。总之，从便利田间作业考虑，畦需做到宽窄相宜、长短合适。

5. 打埂放线

牛膝地平整好后，要按计划要求打埂放线，虚土埂宽 20～25 厘米、高 15～20 厘米。打好埂后取下线，上脚踏实 2～3 遍，用齐头锄将埂两边的松虚土刮去，平于畦内，再浅榜一遍，用十齿耙耢平，达到土细如面、地平如镜的高标准要求。

为便于田间作业，畦埂可以宽窄相间。窄埂断面呈三角形，底宽 15 厘米，高 12～15 厘米。宽埂断面呈梯形，下底宽 25 厘米。上底宽 20 厘米，高 12～15 厘米。田埂做好后，将畦面再浅榜一遍，用十齿耙耢数遍，真正做到埂直、畦平、土细、墒足。

六、播种技术

1. 种子处理

（1）冷水浸种　将精选好的种子装入干净的布袋里，放置清洁的冷水中浸泡，每隔 6 小时换一次清水，24 小时后取出，倒在清洁的纱布上，放置阴凉处摊开，晾晒种子互不粘连时，再装入布袋内，挂于迎风处。待种子微干时，再用清水洗，使种子均匀湿润，再挂起来。如此反复，两天后待有 20%～30% 的种子露出白点时播种。

（2）温水浸种　将精选好的种子，置 20℃ 的温水中浸泡 12～24 小时，捞出稍摊晾，收拢后用湿布盖上，每天清洗 1 次，2～3 天后有种子露出白点时播种。

（3）淘芽　用生豆芽的方法淘芽，生芽后播种。

（4）药剂浸种　用赤霉素 10～20 毫克/升处理种子，可提前 1～2 天发芽。

小提示　浸种时应注意的问题

（1）浸种时间不宜过久，防止种子泡僵。

（2）无论哪一个环节用水都必须清洁，严防油渍等脏东西污染。

（3）要选择 3～4 天无雨的好天气，防止浸种后遇雨而不能播种。

（4）浸种后及时播种，防止出芽过长影响覆盖、镇压。

2. 播种技术

怀牛膝的播种分干播和湿播两种。干播就是将种子干撒于整好的地里，湿播则需经过浸种等过程。播前，将浸泡过的种子捞起晾干后，用烧火灰、土、人畜粪水一起拌和均匀，撒播于畦面，播后用四齿耙轻轻搂动土面，使种子下沉入土，再撒盖一层谷壳，以利出苗。每亩播种量 500～700 克。播种时要掌握以下要点：

（1）适期播种　怀牛膝播种适时与否，直接关系着产量和品质的好坏。播种过早，容易引起地上茎疯长，棵型增大，结子过多，影响通风透光，往往生长不良，并且地下根杈多，条干不滋腻，上部木质化，品种不理想，影响药效。播种过迟，则生长期太短，往往植株矮小，地下根茎不够长大，且含水量大，干品率低，影响产量。所以必须适时播种。

怀牛膝的适播期，夏秋播种。焦作市以 7 月上中旬，即头伏末中伏初播种为宜。实际种植中，还应根据实际情况确定，不能死搬硬套，有的立秋前后 1～2 天播种也能获得很好收成。此外，怀牛膝的播种，还应根据具体的天气情况和土地情况灵活掌握。生茬地、干旱年份可稍早，熟茬地、多雨年份可稍晚。秋子可稍早，秋蔓薹可稍晚，蔓薹子可再晚些。

另外，怀牛膝种子储藏忌讳较多，稍有不慎，会因保管不当而影响发芽出苗，所以播种前 15 天，一般都应做发芽试验。方法是：先清除秕子、杂物和病虫侵害过的种子，然后取 50 粒或 100 粒种子，在 20℃的温水中浸泡 1 天，捞出，置湿润的卫生纸上，3 天后取出，将发芽的种子和没有发芽的种子分开，计算发芽率。发芽率达 80% 以上的为好种子，低于 60% 的尽量弃之不用，另换种子，或加大播种量。

（2）播种方法　播种最好在适播期内的每天下午 4 点以后进行。根据所采用的种子类型确定适宜的播种期。采用撒播、条播均可。条播：行距 18～20 厘米，深度 1.5 厘米为宜。撒播：将处理好的种子与河沙混匀，分为 3 次将定量的牛膝种子均匀地重复撒于畦面。为防止用种过少不易操作，可拌一些细沙一起播种。每亩用种量 500～700 克。发芽率低的还可以适当加大播种量。

用上述方法播种后，均用十齿耙轻搂覆盖，使种子下沉入土，并用搓板搓一遍，或用脚轻踩一遍，适度镇压。盖土以不露种子为度，过厚影响出苗，过薄易晾种不生芽或回芽。

播种以后，最晚于第二天清晨用青草或谷壳，将播种地严严实实地覆盖一层，并在覆盖物上喷洒杀虫药剂。下午或第二天草缩干后补充覆盖。浸泡过的种子 3~4 天后，干撒的种子 5~6 天后，掀开观察。待嫩芽多数出土后，于下午 4~5 点揭去盖草。如果播种后不覆盖，可按"七天三水，不出就毁"的农谚，浅浇 2~3 次小水，以保全苗。

总之，从播种到出苗的 4~6 天内，一定要保持土壤表皮湿润，方可保证全苗。

七、田间管理

1. 查苗、补苗

播后田间保持一定湿度，4~5 天即可出苗。幼苗初期生长柔弱，若遇干旱天气，应及时浇水保苗。一般播种 10 天后，在苗高 3~5 厘米时，应将整个地块做一个全面检查，发现缺苗，选阴天进行补苗或抓紧补种，凡株行距超过 25 厘米×25 厘米的，即为缺苗。补苗的方法有：用特制的窄而长的小铁铲，将密处的小苗连根带土铲起，移栽至缺苗处。不论移还是栽，都尽可能深些，每墩必须保证有 1 苗不伤根尖生长点，否则会发杈过多。栽后将移苗处的土填平，连同栽苗处的缝隙浇水压实。若补种，可在缺苗处开 0.2~0.3 厘米深的浅穴或浅沟，待浇水渗下后将已发芽的牛膝子撒入并盖土即可。

2. 间苗定苗

牛膝出苗后，分 3 次间苗定苗。第一次，当幼苗长出第三至第四片真叶时，将过多、过挤的苗子间开。第二次待幼苗长至 5~6 厘米高时，可进行第二次间苗，株距 7 厘米左右，并注意剔除生长过快、茎基颜色不正以及有病弱苗。第三次苗高 7~10 厘米时定苗，即隔 1 棵拔 1 棵，株距 15 厘米左右。每亩留苗 2.3 万~2.5 万株。

3. 中耕除草

怀牛膝定苗以后，及时进行拔草，用特制的小锄中耕 3~4 厘米深，疏松土壤，防止土壤板结，铲除杂草，保护墒情，并要特别注意不能弄断地浅表的细根。以后可根据田间管理生长情况，需要二次中耕的，可再浅锄一遍。苗长高以后不再中耕，只除杂草。

具体技术参见怀山药中耕除草部分。

4. 适量浇水

怀牛膝的生长好坏，与墒情关系很大。幼苗期间，底墒要好，以利于根部下伸。这段时间正处高温多雨季节，最怕积水，如果墒大再遇猛雨猛晴，就应防止温度、湿度过高而"煮苗"，以免造成根茎部腐烂。因此，要注意及时排水。封行以后，也不可墒情过大，否则会造成茎叶徒长，影响地下部分增粗伸长。8月底至9月初，牛膝进入地下根快速生长期，需要有足够的水分供应，此时要随时注意天气墒情。如果久旱无雨，可定期浇水，一直到进入10月，根部生长缓慢，应有合适的墒情。只有这样，才能促使根部正常的增粗伸长，防止根上部木质化。牛膝是深根作物，整个生育期需要的是黄墒，即土壤含水量为16%～18%。因此，在适时浇水的同时，还需时时注意排水，特别是多雨季节，更应特别注意排水防涝。药农的经验是："前期水大倒苗，后期水大烂条，中期水大根深产量高"，还有"旱锄田，涝浇园"。遇高温猛雨猛晴时，用井水浅浇，降低地温。牛膝的适收期为"小雪"前后，在"霜降"至"立冬"之间应再浇一次水，以利于剜刨。

5. 合理施肥

怀牛膝一般是以基肥为主，不主张施用大量的追肥。但也不能一概而论，在实际操作中必须根据牛膝的生长情况灵活掌握，如果发现苗黄缺肥，必须及时补肥。在牛膝定苗后，为促使幼苗生长，可追施人粪尿，用清水稀释2～3倍，均匀浇于畦面，或结合浇水，随水施入。最好能将芝麻饼沤制的汤肥随浇水施入，或稀释于畦内。药农说："芝麻香油饼，随水入根条。"每次施肥量不宜过大，应根据"少吃多餐"的原则进行。

6. 控制生长

怀牛膝的地上部和地下部生长是一对矛盾。如果地上部生长过旺，地下部往往生长不良，分杈严重，下伸缓慢，影响产量和品质。所以，当牛膝棵苗长到50厘米以上时，如果仍然生长迅猛，可叶面喷施一遍矮壮素，以控制徒长。

9月6日前后，牛膝开始现蕾，长出花序，进入花期。开花结果要耗费大量的养分，可及时用镰刀将花割去，促使其将养分集中送到地下根部。9月中旬可再次割去花序，以免徒耗养分。

八、病虫害及其防治

1. 病害及防治

（1）白锈病

1）症状。受害叶片正面出现很多发黄的小斑点，叶背面对应处长有许多圆形或多角形的小白斑，微隆起，为病原菌的孢囊堆，成熟后破裂散发许多白色粉状物。孢囊堆连片，造成病叶枯死早落。此病的病原菌为鞭毛菌亚门，霜霉目，白锈菌属的牛膝白锈菌，为专性寄生菌。

2）发病规律。该病原菌以卵孢子形态在病株残体或土壤中越冬，翌年春卵孢子萌发产生孢子囊，释放游动孢子，借气流传播引起再侵染。低温多雨的气候条件发病较重。

3）防治措施。一是清除病原：牛膝收获时，收集病残体，集中烧毁，减少越冬菌原；二是药剂防治：在发病初期，喷洒58%甲霜灵锰锌可湿性粉剂500倍液。

（2）叶斑病

1）症状。受害叶片病斑呈不规则形，呈现黄色或黄褐色，严重时整个叶片变成灰褐色，甚至枯萎死亡脱落。

2）发病规律。病原菌为黄色镰刀菌。6～11月均有发生，基部叶片首先发病，夏季多雨季节发病严重，干旱条件下发病较轻。

3）防治措施。一是消灭病源：牛膝采收时收集病残体，集中烧毁，减少越冬菌源。二是药剂防治：65%代森锌可湿性粉剂500倍液叶面喷洒，每隔7～10天喷洒1次，连续2～3次效果较好，或叶面喷洒50%多菌灵可湿性粉剂500倍液或70%甲基硫菌灵可湿性粉剂800倍液。三是适时适量浇水：雨季及时排水，降低田间湿度。

（3）枯萎病

1）症状。发病症状为主茎茎基部分枝处发病，病斑褐色。

2）发病规律。严重时，病斑环绕茎秆，造成病斑以上枯萎。此病害病原菌为黄色镰刀菌。

3）防治措施。参照牛膝叶斑病的防治措施。

（4）根腐病

1）症状。发病后叶片枯黄，地上部生长停滞，根部病斑褐色，水渍状，逐渐腐烂，继为整株枯死。

2）发病规律。此病害多发生在高温多雨季节。低洼积水处此病害发生严重。

3）防治措施。一是雨季及时排除田间积水，降低土壤含水量；二是发现病株及时拔除，并集中烧毁病株，病穴土壤用生石灰消毒。

2. 虫害防治

（1）豆芫青　豆芫青以成虫危害，白天活动，尤以中午最盛，群集危害，喜食嫩叶、心叶，危害盛期在7月下旬至8月。

防治措施：5%高效氯氰菊酯乳油1 500～2 000倍液叶面喷雾。

（2）甜菜夜蛾　初孵幼虫群居或散生于叶背面危害，3龄以后进入暴食期并可转株危害，常将叶片咬成空洞状，严重时叶仅剩主叶脉。危害盛期在8～9月。

防治措施：一是采用黑光灯诱杀成虫，各代成虫盛发期用杨树枝把诱蛾，集中消灭成虫；二是及时消除田间及田边杂草，消灭杂草上的低龄幼虫；三是人工捕杀幼虫；四是在低龄幼虫发生期，用5%阿维菌素乳剂2 500～3 000倍液喷洒。

（3）红蜘蛛　危害牛膝叶片，使叶面出现黄白色斑点，严重时使叶面变成黄褐色，叶片失绿，甚者叶片干枯脱落。每年 10 月中下旬，气温逐渐降低，成虫常群集于枯叶、草根处越冬。

防治措施：一是清除田园的枯枝落叶，深埋或烧毁，集中消灭越冬害虫；二是发生期叶面喷洒 5% 阿维菌素 2 000 ~ 3 000 倍液。

九、采收 、晒干、储藏

适时采收对于保证怀牛膝质量有着重要的意义，实验结果表明，霜降前所采收的牛膝，根皮颜色较深，干货断面色泽发黑。翌年春季采挖的牛膝由于早春牛膝休眠芽开始萌发，消耗主根内的营养物质而造成主根松泡，根皮有较多的皱纹，体轻。霜降后 1 个月所采挖的牛膝根皮色泽发白，体重大，质量好。目前怀牛膝的采收方法多为人工采挖，用镰刀割去牛膝地上部分，留茬 3 厘米左右，从田间一头用铁锹起槽，逐步一槽接一槽将牛膝根部拔出，注意不要挖断。从留母株中选取根条长直、上下粗细均匀、主根下部支根少、色黄白、芦头不超过 3 个的根条作种根。然后，再将选取的根条留上部 15 厘米左右剪断做种根，下部供药用。

1. 剜刨

在怀药产区，收获怀牛膝称剜牛膝。剜刨牛膝的最佳时间是"立冬"至"小雪"前后，最迟要在"冬至"前剜完。"寒露"之后亦可剜牛膝，但还未下霜，叶子仍为绿色，养分尚未完全集中，干后皮色较深，断面发黑，商品成色不高。翌年开春也可以剜牛膝，但地气还阳，生理活动已经开始，养分已经流失，条干松泡，皱纹较多，干物质重减轻。只有立冬至小雪前后，牛膝已经霜打，叶片变黑，这段时间剜的牛膝，条干、色好、光润、质坚，产量和品质都可达到上乘。

剜牛膝的方法，可以用一句农谚概括为："剜山药看毛，剜牛膝看条。"在牛膝地的一端开一与牛膝根深度相当的深沟，顺牛膝棵两侧一根一根地刮去泥土，看根条下部突然变细，说明已剜到离尖端不远，就可以照准牛膝，看好苗，看准条，轻提、松握、轻放，保证完好无损地将牛膝运回家中。在剜牛膝的过程中，一方面要始终保持一样的深度，另一方面，要随剜随将下一生产轮回的底肥施进，以便上下翻搅匀实。

剜牛膝要晚出早归，防止牛膝受冻害，即选择温暖的天气。等土壤解冻后到田地里作业，下午上冻前收工。运回来的牛膝放在室内，防止受冻。

2. 晒（烘）干

（1）分级整理　将剜下的牛膝运回家中，当天晚上就要做好以下工作：

1）削去茎枝。将地上部分茎枝留 6 厘米左右预备捆扎，其余全部削去。

2）整理分级。将牛膝嘴胡杈等支杈剥去，连同剜下的牛膝下部作为白条另放，其余的牛膝可按长度分 4 等分开堆放：提尖（12 把长）、尖条（10 把长）、大条（7把长）、底条（6把以下）。

3）捆扎。将分好等级的牛膝按10～12根为一扎，用绳子将茎枝紧紧捆住。

4）晾晒。在剜牛膝前就要在院里等距离栽上木桩（或利用树木），扯起结实的绳子，准备晾晒。高度为1.5米左右，以人抬手够着绳子为度。

5）烘干。牛膝收下来以后如遇雨雪天气，可建立暖房烘干。这是不得已而采取的应急措施。因为暖房烘干的药材色暗、条弯、易霉变、难储藏，所以不遇特殊情况，只宜采取自然晒干。牛膝全部干燥后，即为成货，捆成直径为20～25厘米的大捆即可出售。

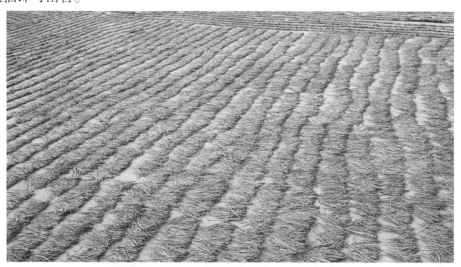

怀牛膝晾晒

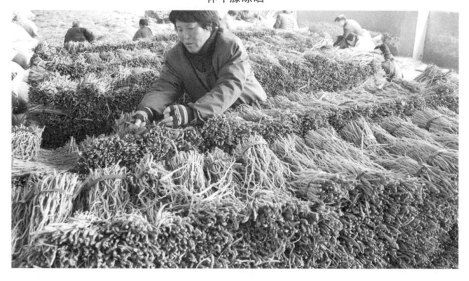

怀牛膝捆把

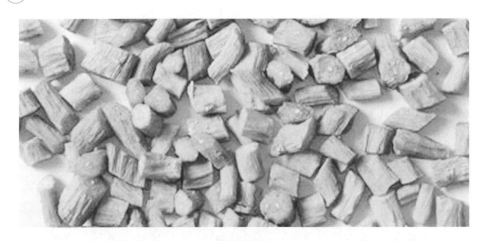

怀牛膝切段

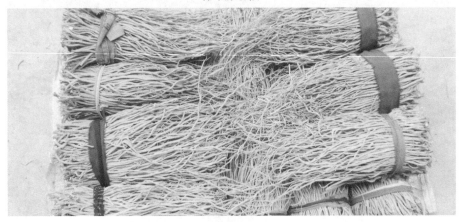

怀牛膝成品

小提示

　　晒牛膝要晚挂早收，即每天上午解冻后将捆扎好的牛膝把从当中叉开搭在绳子上，根条下垂，以保条直整齐。上午9点左右挂出，下午4点半前收藏。晒至半干时，趁条干软绵用手从上至下将牛膝理顺，使条干变直。晒至七成干时收至室内堆好，上盖草苫，闷3～4天，再挂室外晒至全干。晒干后，从1～2厘米处剁去茎枝，分级扎捆，待售。鲜牛膝怕冻，一受冻害即变紫发暗，成为冻条，称残次品。干牛膝怕热藏，未放凉即收藏易走油、变色，亦成残次品。

十、间作套种

过去，怀牛膝地一般不种其他庄稼，多在冬季收剜后休耕晒垡，翌年早早施肥、浅耕，继续晒垡，直到 7 月后才整地溻墒种植。这样，对牛膝生长很有利，农事活动也好安排，但是土地利用率太低，过于浪费。为了克服这种缺陷，可采用间作套种的办法，提高土地利用率。

1. 和小麦、玉米调茬种植

牛膝长成以后，于"立冬"至"小雪"集中力量将牛膝剜完后立即耕耙，在小雪前种上小麦，并根据牛膝畦的宽窄留出大垄背。第二年春 4 月中旬在大垄背上密植早玉米。6 月初小麦收割后，结合管理玉米，将麦茬地整地施肥。7 月中下旬播种牛膝时，利用玉米遮阴，有利于牛膝出苗。这时，玉米已到生长后期，待牛膝长到 7～10 厘米高时，玉米成熟收获，再加强牛膝管理，互不影响。

2. 和玉米、绿豆调茬种植

如果冬季赶不上种小麦，可于翌年春季 4 月在预留的牛膝埂上密植玉米，牛膝畦内种绿豆，绿豆收获后种牛膝，牛膝长到 10 厘米高时收玉米，不影响牛膝产量和品质。

3. 和幼年果树间作

以梨树为例，梨树枝条向上生长，行距 5 米左右。每株树边留 1 米空地，以保证梨树地面作业和牛膝的光照，其余 3 米处套种牛膝，相互之间影响亦不太大。

思考与练习

一、论述题

1. 回顾怀牛膝种植技术要点。怎样种植才能保持怀牛膝的道地药性和高产性？

3. 怎样实现怀牛膝无公害种植？

二、案例分析

温县有一种植牛膝的农户在参加培训和老师互动时说：有一年他种的牛膝长势很好，满怀希望有个好收成，可是收获时却产量很低，而且分杈多。这让他百思不得其解。根据你所学知识分析原因，帮他解决。

主要参考文献

［1］赵冰．山药栽培新技术．第 2 版．北京：金盾出版社，2010.

［2］赵玉琴．四大怀药．郑州：中原农民出版社，2004.

［3］屠予钦．农药科学使用指南．北京：金盾出版社，2010.

［4］丁自勉．无公害中药材安全生产手册．北京：中国农业出版社，2014.

［5］姚宗凡、黄英姿．常用中药种植技术．北京：金盾出版社，1993.

［6］马可迅．零基础学中医．南京：江苏凤凰科学技术出版社，2017.

［7］中里巴人．求医不如求己．北京：中国中医药出版社，2007.